HYPNOSE
ET
ÉTATS DISSOCIATIFS

Actes du onzième Congrès
de l'Association Européenne des Praticiens d'Hypnose

Sous la direction de Djayabala Varma

HYPNOSE
ET
ÉTATS DISSOCIATIFS

L'Harmattan

Autres publications des Actes des congrès
de l'Association Européenne des Praticiens d'Hypnose
du même auteur
chez le même éditeur

Hypnose et addictions, 2018.

Hypnose et psychothérapies, 2018.

Hypnose et féminité, 2017.

Hypnose et gestion de la douleur, 2015.

Hypnose et dépression, 2014.

Hypnose et thérapie des enfants, 2013.

Hypnose et contrôle des habitudes, 2011.

Hypnose et troubles anxieux, 2010.

Hypnose et thérapie sexuelle, 2009.

L'hypnose en psychosomatique, 2008.

5-7, rue de l'Ecole-Polytechnique, 75005 Paris

http://www.editions-harmattan.fr

ISBN : 978-2-343-19871-2
EAN : 9782343198712

INTRODUCTION

Djayabala VARMA

Environ 40 % des personnes qui commencent une psychothérapie souffrent de problèmes causés par la dissociation. Donc, pratiquer la psychothérapie sans tenir compte des parties dissociées problématiques aboutit à un traitement long et sans résultat satisfaisant. Le patient a l'impression d'avoir compris beaucoup de choses, mais sa souffrance persiste. Or, le traitement des états dissociatifs nécessite de la part du thérapeute la maîtrise de certaines techniques spécifiques. Je recommande la thérapie des états du moi, ou en anglais Ego State Therapy, que j'enseigne (1). C'est une manière de travailler avec les parties dissociées d'une personne conçue par John et Helen Watkins, dans les années 70. Cette approche a été adaptée et vulgarisée par leurs élèves, Maggie Phillips et Claire Frederick, dans leur livre *Psychothérapie des états dissociatifs*, paru en 1995 (2).

Il existe d'autres modèles de thérapie de la dissociation comme l'ICV (Intégration du Cycle de la Vie - Lifespan Integration) de Peggy Pace (3), la dissociation structurelle de Van der Hart (4), le Brainspotting de David Grand (5), la psychothérapie sensorimotrice de Pat Ogden (6) ou les Systèmes Familiaux Internes (IFS - Internal Family Systems) de Richard Schwartz (7).

Comme nous le verrons au cours des différentes interventions de cette journée, la dissociation peut causer divers problèmes psychosomatiques ainsi que des problèmes émotionnels et comportementaux, y compris les troubles de la personnalité. Elle se produit souvent dans l'enfance face à certains traumatismes graves. Mais, elle peut apparaître aussi bien au cours de la vie adulte que pendant la vie intra-utérine. Et c'est de ce dernier aspect dont je vais vous parler maintenant.

Références :

1. VARMA D., *Hypnothérapie, une approche intégrative*. Paris : L'Harmattan, 2016.
2. PHILLIPS M., FREDERICK C., *Healing the Divided Self: Clinical and Ericksonian Hypnotherapy for Dissociative and Post-Traumatic Conditions*. New York: W.W. Norton, 1995. Tr. fr. *Psychothérapie des états dissociatifs – Traitement du moi divisé*. Bruxelles : Satas, 2002.
3. PACE P., *Lifespan Integration. Connecting Ego States Through Time*. Peggy Pace: Roslyn, WA, 2003. 5th edition: 2012. Tr. fr. *Pratiquer l'ICV – L'Intégration du Cycle de la Vie*. Paris : Dunod, 2014.
4. VAN DER HART O., STECLE K., NIJENHUIS E.R.S., *The Haunted Self. Structural Dissociation and the Treatment of Chronic Traumatization*. New York: W.W. Norton, 2006. Tr. fr. *Le soi hanté : dissociation structurelle et traitement de la traumatisation chronique*. Bruxelles : de Boeck, 2010.
5. GRAND D., *Brainspotting: The Revolutionary New Therapy for Rapid and Effective Change*. Boulder, CO: Sounds True, Inc., 2013.Tr. fr. *La thérapie Brainspotting : pour vous libérer de vos traumatismes et vos somatisations*. Paris : Guy Trédaniel, 2015.
6. OGDEN P., MINTON K., PAIN C., *Trauma and the Body: A Sensorimotor Approach to Psychotherapy*. New York: W.W. Norton, 2006. Tr. fr. *Le trauma et le corps : une approche sensorimotrice de la psychothérapie*. Bruxelles : de Boeck, 2015.
7. SCHWARTZ R.C., *Internal Family Systems Therapy*. New York: The Guilford Press, 1997. Tr. fr. *Système familial intérieur : blessures et guérison, un nouveau modèle de psychothérapie*. Issy-les-Moulineaux : Elsevier, 2009.

DISSOCIATION
DANS LA VIE INTRA-UTÉRINE

Djayabala VARMA

Chez l'enfant, le processus de l'apprentissage s'appuie sur deux phénomènes : la différenciation et l'intégration. Par exemple, il apprend que le chat est différent du lapin et que ce sont des animaux. Il se rend compte du fait qu'il doit adopter un comportement dans la salle de classe et qu'il peut se comporter autrement dans la cour de récréation et que ces deux façons de fonctionner font partie de sa vie scolaire. Quand la différenciation devient excessive face à des traumatismes graves ou prolongés, l'enfant range ses expériences pénibles dans des compartiments de son esprit. Ces parties dissociées sont connues sous le nom d'états du moi. Ainsi, en ayant recours à ce mode de fonctionnement, qui est la dissociation, l'enfant est capable de survivre dans un environnement hostile. Cependant, dans la vie adulte, la dissociation entraîne une souffrance émotionnelle et des comportements dysfonctionnels. Nous pouvons distinguer différents degrés de dissociation. En thérapie, nous travaillons avec deux types d'états du moi : les états du moi ressources et les états du moi dysfonctionnels.

Nous avons tous des états du moi. Prenons l'exemple d'une femme qui travaille comme secrétaire. Sa vie professionnelle est gérée par un état du moi associé à la fonction de secrétaire. Quand elle rentre à la maison, l'état du moi « Mère de famille » vient en position prédominante pour l'aider à s'occuper des enfants. L'état du moi « Épouse » lui permet de gérer la relation avec son conjoint. Cette femme est capable d'aller d'un état du moi à l'autre d'une manière fluide, sans difficulté. Dans ce cas, les états du moi se connaissent et coopèrent de manière harmonieuse pour permettre à la personne adulte de gérer d'une manière adéquate les différentes situations de sa vie quotidienne. Ainsi, à chaque rôle correspond un état du moi ressource qui peut être associé à des personnes, à des expériences positives ou à des comportements adaptés.

Maggie Phillips et Claire Frederick (1) citent comme exemples de dissociation normale la rêverie, le fait d'écouter de la musique ou des activités artistiques comme la peinture. Les états du moi problématiques ont pour origine des traumatismes graves ou l'introjection de figures parentales.

Les traumatismes qui contribuent à la dissociation et à la création des états du moi dysfonctionnels concernent non seulement les abus physiques, verbaux ou sexuels, mais aussi des problèmes d'attachement. Ainsi, quand un enfant n'a pas connu, en tant que nourrisson, l'expérience d'un attachement positif envers le parent principal, qui est souvent la mère, même s'il n'a pas été victime d'abus, il peut développer un ou plusieurs états du moi problématiques. Dans les problèmes névrotiques tels que la dépression, l'anxiété généralisée, le trouble panique, les TOC, les troubles du comportement alimentaire, nous rencontrons souvent des états du moi dysfonctionnels. Mais, l'inverse n'est pas vrai. En d'autres termes, une personne peut souffrir de dépression, d'anxiété généralisée ou de phobie sans qu'un état du moi soit responsable du problème. Plus les traumatismes ont eu lieu à un âge précoce et plus ces événements se sont maintenus sur une longue durée, plus le patient risque de présenter des signes de dissociation. C'est ce qui se passe dans les cas de troubles de la personnalité et dans les troubles dissociatifs.

Selon le DSM-5 (2), les troubles dissociatifs regroupent les cinq pathologies suivantes :

- amnésie dissociative (incapacité de se rappeler un ou plusieurs événements spécifiques) ;
- dépersonnalisation / déréalisation (expérience de détachement où le sujet a l'impression d'être un observateur extérieur de ses propres pensées, sentiments, sensations et actes ou a la sensation que ce qu'il vit n'est pas réel) ;
- autre trouble dissociatif spécifié (dans cette catégorie, on trouve des syndromes chroniques et récurrents de symptômes dissociatifs mixtes, des perturbations d'identité, des réactions dissociatives aiguës dues à des événements stressants et une insensibilité aux stimuli environnementaux ou une perte complète de la conscience de son environnement immédiat) ;
- trouble non spécifié (information insuffisante pour porter un diagnostic spécifique, même si le patient présente des symptômes caractéristiques d'un trouble dissociatif) ;
- trouble dissociatif de l'identité (appelé auparavant personnalité multiple).

En d'autres termes, la dissociation n'est pas synonyme de la personnalité multiple. Cette dernière constitue une forme extrême de dissociation. Les parties dissociées de la personne, désignées par le terme d'états du moi, ne sont accessibles en thérapie qu'en état moyen ou profond d'hypnose, sauf dans les cas de vraies personnalités multiples. Dans ce dernier cas, il est possible de communiquer, en état de veille usuelle, avec les parties dissociées qu'on appelle les alters.

Le traitement des états dissociatifs consiste d'abord à stabiliser la personne entière au cours des premières séances de thérapie, ce qui permet d'établir une relation de travail satisfaisante. Puis au cours des séances d'hypnose, le thérapeute peut entrer en contact avec les parties problématiques pour traiter les traumatismes les concernant. Traiter un traumatisme signifie atténuer l'affect lié à l'événement et effectuer une restructuration cognitive. Tout ce travail peut s'effectuer par des techniques hypnotiques, par les stimulations alternatives hypnotiques® ou par les techniques de la psychologie de l'énergie. Par ailleurs, il est important que les états du moi communiquent entre eux de manière harmonieuse et travaillent ensemble pour le bien du patient. Au cours de la journée, vous verrez comment se déroule la thérapie avec les états du moi.

Selon Freud, les traumatismes de l'enfance provoquent des problèmes névrotiques dans la vie adulte. Il insiste sur le fait que les événements des premières années de l'enfant « ont sur toute son existence, des retentissements d'une importance primordiale (…) C'est pour cette raison que la découverte éventuelle d'un événement capital survenu dans l'enfance présente pour nous tant d'intérêt » (3). Or, un de ses élèves, Otto Rank (4), attire son attention sur le fait que les traumatismes périnataux peuvent aussi causer ultérieurement des problèmes. Il s'agit d'événements tels que la naissance par césarienne ou par forceps, un bébé prématuré, la séparation avec la mère à la naissance ou le sexe du nouveau-né qui ne correspond pas à l'attente des parents. Au lieu de se remettre en cause, Freud a préféré écarter Otto Rank de son cercle d'amis et de disciples et l'a considéré comme un dissident.

D'autres spécialistes comme le psychologue Arthur Janov (5), inventeur de la thérapie primale, et le psychiatre tchèque Stanislas Grov (6), connu pour ses travaux en psychologie transpersonnelle et en respiration holotropique, ont insisté sur le fait que les traumatismes de la vie intra-utérine peuvent entraîner par la suite des problèmes physiques, émotionnels, psychologiques et comportementaux. Leurs découvertes sont fondées sur le fait que le système nerveux du fœtus est capable de coder et d'emmagasiner des traumatismes, même si le souvenir fœtal reste une mémoire du corps.

Or, un fœtus peut également vivre des traumatismes qui, dans certains cas, peuvent déjà causer une dissociation avant même la naissance. Les traumatismes in utero peuvent survenir de trois manières différentes :

1. traumatismes physiques connus par la mère comme une chute ou un accident de voiture ;
2. sur le plan métabolique et chimique, une mauvaise alimentation et des substances toxiques absorbées par la mère (tabac, alcool…) ;
3. sur le plan émotionnel : des événements ou des situations comme un deuil incomplet de l'enfant précédent, la peur d'une nouvelle fausse couche, une mère déprimée ou angoissée, un enfant non désiré, la séparation avec le père de l'enfant, le décès d'un proche de la mère, un enfant conçu pour consolider un mariage chancelant.

Je vais maintenant vous présenter le cas de deux patients dont les problèmes ont été causés par des états du moi issus de la dissociation dans la vie intra-utérine. Quand Pierre commence la thérapie, il a quarante-cinq ans. Il exerce une profession libérale et est marié sans enfant. Il présente les troubles de la personnalité suivants : personnalité évitante, états limites, personnalité schizoïde, personnalité schizotypique. Il est déprimé, replié sur lui-même, évitant les rapports sociaux, et sujet à beaucoup de changements d'humeur. Dans sa vie professionnelle, il a rencontré de nombreux obstacles et a connu des échecs dus à son propre mal-être. Au cours de la thérapie, je suis entré en contact avec trois états du moi ressources et plusieurs états du moi problématiques. Dans cet exposé, je vais me limiter aux deux états du moi en relation avec la vie intra-utérine.

Dans mon approche thérapeutique, après le renforcement du moi et le traitement des traumatismes en lien avec la mère, je traite les traumatismes de la vie intra-utérine et de la naissance car, dès la vie intra-utérine, le fœtus comprend beaucoup de choses, d'une manière intuitive, même sans langage. Les souvenirs désagréables de la vie fœtale influencent négativement la personne tout au long de sa vie. Dans le cas de Pierre, quand j'aborde la vie intra-utérine, sous hypnose, une partie de lui appelée « État » se manifeste. La mère a conçu Pierre avant le mariage pour obliger le père à l'épouser, alors que ce dernier n'y tenait pas. À contrecœur, il s'est marié avec elle, mais il a rejeté l'enfant dès qu'il a appris la nouvelle de son existence. La partie « État » se sent coupable envers le père car il se dit : « C'est ma faute si mon père s'est senti obligé d'accepter ce mariage ». J'élimine cette culpabilité par la thérapie du champ mental et j'installe la croyance : « J'existe à part entière ». Après avoir réglé ce problème, j'apprends qu'« État » ressent une solitude, une tristesse et un sentiment d'insécurité importants à cause de l'état anxieux et dépressif de la mère et des fréquentes querelles des parents. Après la désensibilisation, j'installe la croyance positive : « Je suis digne d'être aimé et apprécié ». Les grands-parents maternels de Pierre rejettent leur fille quand ils apprennent qu'elle va se marier avec ce garçon. La mère de Pierre ressent un sentiment d'abandon que la partie « État » capte en éprouvant de la peur et en étant terrorisée. Après avoir éliminé ces émotions, je renforce la croyance choisie par la partie « État » : « Je peux avoir de l'assurance ». Au cours de la résolution de ces traumatismes, je mets « État » en lien avec une partie ressource pour l'aider à grandir en toute sécurité.

Quelques séances plus tard, je traite son sentiment d'échec chronique. Dans sa vie professionnelle, Pierre a connu des associés qui l'ont arnaqué ou qui l'ont fait souffrir. Sa profession devrait lui permettre de mener une vie aisée, ce qui n'est pas le cas. Je décide de traiter l'origine de son sentiment d'échec par un pont d'affect en hypnose. J'entre en contact avec un état du moi appelé « Mère », apparu pendant la vie intra-utérine de Pierre. Cette partie m'apprend que son rôle est de le faire souffrir. Elle s'imagine être sa mère et qu'en le gardant malheureux, elle ne sera pas la seule à souffrir. Je demande à « Mère » d'ouvrir les yeux et de regarder le corps de Pierre. J'attire son attention sur le fait que ce n'est pas un corps de femme et que « Mère » me parle avec la voix de Pierre. De ce fait, elle est à l'intérieur du patient. C'est une partie de lui qui a intégré les valeurs, les croyances et le style de vie de la vraie mère de Pierre. L'état du moi « Mère » reçoit cette information comme un choc car elle a toujours pensé qu'elle était la mère de Pierre. Elle se rend compte qu'elle l'a fait souffrir inutilement pendant des années, alors qu'il ne le méritait pas. Cette prise de conscience s'accompagne d'un énorme sentiment de culpabilité envers Pierre. J'élimine cette gêne émotionnelle par la thérapie du champ mental et j'installe la croyance : « Je peux être utile ». « Mère » décide dorénavant d'utiliser son énergie pour aider Pierre à réussir et à être heureux.

Au rendez-vous suivant, Pierre m'apprend qu'il ressent un calme intérieur qu'il n'a jamais connu auparavant. Jusqu'alors, il devait lutter contre la partie « Mère » pour avancer dans la vie, ce qui le fatiguait beaucoup, et il se sentait tiraillé intérieurement.

Depuis cette séance, il est libéré de son sentiment d'échec. Il a commencé une formation plus avancée dans son domaine professionnel pour mieux réussir. De plus, ayant terminé le niveau expert-praticien de ma formation en hypnose depuis plus de deux ans, il était incapable de commencer à utiliser l'hypnose dans sa pratique, malgré la forte envie qu'il en avait. Depuis la séance avec « Mère », il s'est organisé pour l'intégrer dans sa vie professionnelle et s'est lancé dans ce nouveau projet professionnel avec optimisme, conformément à son désir de longue date.

Maintenant, je vais vous citer le cas de Maryse, une dame de quarante-huit ans, qui me consulte pour une anxiété généralisée et pour de nombreuses phobies : acrophobie (peur de l'altitude), claustrophobie avec crises de panique (peur de l'avion, du métro, du train), peur du regard des autres quand elle fait une crise de panique. Pendant l'anamnèse, elle m'apprend que ses deux parents sont anxieux. Après une phase de stabilisation de quatre séances où je lui enseigne l'autohypnose, la thérapie du champ mental et l'EFT, je choisis de traiter d'abord tous les traumatismes en rapport avec la mère. Après avoir traité les événements désagréables avec ce parent se situant après la naissance jusqu'à maintenant, j'effectue une régression en âge en hypnose pour m'occuper de tout traumatisme lié à la vie intra-utérine. Quand elle revit cette période, elle me rapporte que les parents sont anxieux et se disputent souvent. En évoquant cette situation, Maryse fait une crise de panique que j'ai beaucoup de mal à arrêter. La patiente m'apprend qu'il y a une partie d'elle-même qui a très peur, qui ne se sent pas en sécurité et qui a déclenché cette crise de panique. J'entre en contact avec cette partie qui s'appelle « La trouillarde » et à qui je demande si cette peur lui appartient. Elle reconnaît qu'elle a capté la peur ressentie par la mère de Maryse. Elle choisit de renvoyer à la mère de la patiente cette peur représentée par une grosse pierre. Après cette visualisation, « La trouillarde » est apaisée. Elle choisit comme croyance positive : « Je peux vivre bien me sentant en sécurité » que je renforce par des stimulations alternatives. Je mets « La trouillarde » en lien avec deux états du moi ressources, « La force » et « La détente », pour qu'elle puisse grandir se sentant en toute sécurité. Au rendez-vous suivant, la même situation de la vie intra-utérine éveille encore une gêne physique et émotionnelle. Je traite à nouveau cet événement par la thérapie du champ mental.

D'autres situations associées à la naissance ont renforcé l'anxiété de « La trouillarde ». Au moment de la perte du liquide amniotique, cette partie a eu peur qu'il se passât quelque chose de désagréable et elle ne savait pas ce que c'était. Immédiatement après la naissance, elle a eu froid et a été très gênée par une lumière blanche désagréable. Ces événements sont également traités et je termine le travail sur les traumatismes de la naissance par la croyance positive : « Je suis capable de vivre heureuse et sereine ».

Après ce travail sur la vie intra-utérine et sur la naissance avec la partie dissociée « La trouillarde », la boule d'angoisse que Maryse ressentait au plexus solaire, dès le réveil et qui durait toute la journée, disparaît définitivement. Et le traitement de toutes ses phobies a été rapide.

Le traitement de la dissociation liée à la vie intra-utérine ou à la naissance présente certaines particularités. Il est préférable d'aborder le traitement des traumatismes de ces deux périodes de la vie après la phase de stabilisation et après avoir traité les traumatismes en lien avec la mère. Autrement, si on commence le traitement des traumatismes avec la vie intra-utérine ou la naissance, l'inconscient du patient risque de ne pas révéler les informations sur cette période de la vie car il ne sait pas si le thérapeute est compétent pour gérer ce matériel archaïque. Quand l'inconscient se rend compte que le thérapeute a traité efficacement les traumatismes en lien avec la mère après la naissance, il coopère plus volontiers pour le traitement de la vie intra-utérine. Par ailleurs, si après la phase de stabilisation, le thérapeute s'occupe de la vie intra-utérine, ce travail peut fragiliser le patient. Il est important de demander l'autorisation de l'inconscient avant d'aborder le traitement de ces traumatismes initiaux.

De plus, les techniques de la psychologie de l'énergie constituent les meilleurs moyens de traiter ces événements parce que le patient risque d'être submergé par l'affect désagréable si le praticien a recours à l'EMDR ou aux stimulations alternatives hypnotiques®. Donc, une approche pluridisciplinaire se révèle indispensable pour traiter les traumatismes de cette période.

Ainsi, les expériences de la vie intra-utérine et de la naissance influencent considérablement le cours d'une vie. La dissociation peut se produire pendant la vie intra-utérine, lors de la naissance ou plus tard. Elle peut causer des problèmes émotionnels et comportementaux tout au long de la vie de la personne tant qu'elle n'a pas été traitée. Une fois que les états du moi issus de la dissociation sont libérés de leur traumatisme et coopèrent entre eux et avec le patient, la guérison est rapide. Le patient peut alors donner une orientation positive à sa vie.

Références :

1. PHILLIPS M., FREDERICK C., *Healing the Divided Self: Clinical and Ericksonian Hypnotherapy for Dissociative and Post-Traumatic Conditions.* New York: W.W. Norton, 1995. Tr. fr. *Psychothérapie des états dissociatifs – Traitement du moi divisé.* Bruxelles : Satas, 2002.
2. *Mini DSM-5® Critères diagnostiques.* Issy-les-Moulineaux : Elsevier Masson, 2016.
3. FREUD S.(1940), *Abriss der Psychoanalyse.* Tr. fr. *Abrégé de psychanalyse.* Paris : P.U.F., 9ème édition, 1978, page 57.
4. RANK O., *Das Trauma der Geburt und seine Bedeutung für die Psychoanalyse.* Leipzig: Internationaler Psychoanalytischer Verlag, 1924. Tr. fr. *Le traumatisme de la naissance.* Paris : Payot, 1968.
5. JANOV A., *Imprints – The Lifelong Effects on the Birth Experience.* New York: Coward, Mc Cann, Inc., 1982. Tr. fr. *Empreinte – Marqués pour la vie par les circonstances de la naissance.* Paris : Robert Laffont, 1983.
6. GROF S., *Journeys Beyond the Brain: Birth, Death, and Transcendence in Psychotherapy.* New York: Sunny Press, 1984. Tr. fr. *Psychologie transpersonnelle.* Monaco : Editions du Rocher, 1990 (1ère édition : 1988).

ÉVALUATION ET PRISE EN CHARGE DE LA DISSOCIATION CHEZ L'ENFANT

Malinka DAUVERNÉ

Toute situation chargée d'émotion désagréable trop forte peut traumatiser l'enfant et causer chez lui une dissociation comme dans les cas :

- de traumatismes de guerre ;
- d'abus sexuels et de maltraitances physiques ;
- de négligences et de carences affectives parentales ;
- de catastrophes naturelles.

À la suite de ces événements, l'enfant manifeste :

- une dissociation avec reviviscence diurne et nocturne d'épisodes traumatisants ;
- un état d'alerte permanent ;
- une incapacité à communiquer ;
- des changements dans la personnalité ;
- une lutte permanente contre les images intrusives des épisodes traumatisants.

Si la détresse persiste plus d'un mois, ces symptômes s'aggravent et provoquent :

- une anxiété chronique ou des phobies ;
- des troubles du sommeil ;
- des rêves traumatiques ;
- des troubles du comportement (hyperactivité, incapacité de se défendre) ;
- des somatisations (énurésie, eczéma, tics, perte de sensations physiques) ;
- une atteinte à l'identité ;
- une impression étrange d'être spectateur de sa vie.

L'intégration neuronale est fondamentale pour l'auto-organisation et pour la capacité du cerveau à créer le sens de soi. Ce processus se déroule tout autant dans le cerveau que dans l'interaction avec les autres. La dissociation pourrait alors être considérée comme une rupture de ces processus variés d'intégration que sont la mémoire, la perception et l'identité. Ces troubles peuvent s'inscrire de manière durable dans la vie de l'enfant. Certains enfants ou adolescents grandissent en devenant insensibles à tout ressenti, qu'il soit positif ou négatif. Ils sont donc incapables de verbaliser leurs émotions, d'apprendre à les réguler et de s'ajuster à celles des autres.

À cause de la dissociation, l'enfant développe alors une forme de rigidité de son état de conscience avec des difficultés de concentration et d'attention. Lors de l'établissement de relations interpersonnelles, l'enfant dissocié risque un isolement progressif dans son univers interne. Si les proches d'un enfant exposé à un ou des événement(s) traumatique(s) sont en mesure de le consoler, de le protéger et de le rassurer, l'enfant peut restaurer des capacités réflexives et ne pas se construire sur le seul mode défensif dissociatif. Mais, si les « care givers » sont absents ou dysfonctionnels, le risque est majeur pour que les troubles dissociatifs servent à le protéger du contexte et des affects de terreur, de douleur, de honte et d'humiliation associés. La dissociation lui permet de tenir à distance les affects effrayants et de survivre dans un environnement hostile. Quand la situation perdure, il n'a pas les « codes » pour comprendre ses réactions et celles des autres, pour contrôler ses propres émotions et pour décrypter celles des autres. Il est incapable de développer les compétences indispensables pour s'adapter sur le plan relationnel. Et de ce fait, excepté avec de rares personnes, il perçoit comme dangereuse toute relation avec autrui.

Évaluation

La question de l'évaluation est essentielle, mais délicate. L'enfant, exposé à un traumatisme, peut manifester des troubles dissociatifs de manière massive, isolée ou associée à d'autres troubles. Il peut n'y avoir aucune révélation d'événement traumatique, mais des symptômes envahissants.

a) Évaluation qualitative

Avant d'envisager une cause psychologique devant l'étrangeté des comportements de l'enfant, il est important de s'assurer de l'absence de troubles somatiques : maladies neurologiques, tumeurs ou traumatismes cérébraux, troubles épileptiques, prises de toxiques, allergie. Les entretiens semi-directifs se font avec l'enfant seul s'il a la parole ou, autrement, avec les parents et/ou les « care givers ». Le praticien doit penser à des supports de la parole avec des objets de médiation comme des peluches, des marionnettes, des poupées, de la pâte à modeler et/ou des livres. L'évaluation doit permettre de repérer non seulement les troubles dissociatifs, mais aussi leurs conséquences dans la vie de l'enfant et de celle de sa famille. Elle permet de connaître les ressources individuelles de l'enfant, celles de son entourage, les liens d'attachement, la dynamique familiale et les soutiens dont il peut bénéficier.

b) Évaluation quantitative

L'évaluation quantitative permet d'éviter une mauvaise compréhension des symptômes et d'écarter la crainte d'une erreur de diagnostic. Toutefois, elle ne constitue qu'un des outils à intégrer dans une évaluation plurielle, car on ne saurait réduire le comportement de l'enfant à des réponses aux questionnaires qui sont remplis soit par :

- l'enfant lui-même (échelle d'expériences dissociatives - A-EED, A-DES - et échelle d'altération perceptuelle des enfants - CPAS) ;
- l'adolescent (Inventaire Multidimensionnel de Dissociation - A-MID) ;
- les parents (Child Dissociative Checklist - CDC - et Child Behaviour Checklist - CBC).

D'autres instruments standardisés peuvent servir à évaluer l'incidence des troubles post-traumatiques comme le TSCC (Trauma Symptom Checklist for Children) et l'inventaire pour l'ESPT des enfants (Saigh et al. 2000).

Les outils hypnotiques proposés aux enfants

Les questions suivantes peuvent être utilisées à cet effet :

- « Est-ce le bon moment pour l'enfant de participer à un travail intégratif ? » ;
- « Par quels outils l'aborder ? » ;
- « De quelles ressources et informations éducatives a-t-il besoin ? » ;
- « Que faut-il développer comme facteur interne ou externe pour renforcer sa confiance ? » ;
- « Faut-il travailler avec les parents, avec la famille d'accueil ? » ;
- « Le lien entre l'enfant et l'adulte, qui s'en occupe, est-il sécure et prévisible ? »

Approche thérapeutique de la dissociation

Il existe différentes approches qui sont la thérapie comportementale et cognitive (TCC), l'EMDR, les approches psychanalytique et systémique, l'Intégration du Cycle de la Vie - ICV - et l'hypnose. Plusieurs caractéristiques inhérentes à cette dernière technique en font un traitement particulièrement adapté au psychotraumatisme et aux dissociations qu'il entraîne. La capacité de l'enfant à se dissocier le rend très hypnotisable, l'hypnose constituant aussi un état de dissociation.

Les différentes phases du traitement

La première phase du traitement consiste à stabiliser le petit patient. Le but n'est pas de le faire parler, mais de restaurer un contact avec les autres afin qu'il retourne progressivement à un fonctionnement pré-traumatique. Pour cela, il faut d'abord créer une bulle de sécurité où l'enfant se sent bien avec le thérapeute, avant de commencer le traitement. Puis des stratégies pour se calmer lui sont enseignées, éventuellement devant les parents. Celles issues de la psychologie de l'énergie (EFT pour les enfants), des techniques de respiration, des mouvements rythmiques (Rhythmic Movement Training International (RMTi®) et de la relaxation hypnotique permettent de relâcher le stress, d'apaiser l'enfant et de corriger certains marqueurs biologiques comme le cortisol plasmatique. Ainsi, pour se calmer, le patient dispose d'outils qu'il peut utiliser lui-même où et quand il le souhaite.

Quand le sujet est suffisamment stabilisé, la deuxième phase du traitement concerne le travail sur le traumatisme. Si l'enfant peut repenser aux événements, les imaginer, sans forcément en parler, sans être submergé par l'affect négatif, le praticien peut procéder à la désensibilisation avec la thérapie du champ mental ou avec le protocole *Éteindre la peur*.

Pour *Éteindre la peur*, après avoir induit un état hypnotique, je demande au patient de repenser à la situation et à sa peur. Après avoir obtenu des informations sur l'événement (image, émotions et sensations), je propose à l'enfant d'en modifier la perception. Et je procède comme dans un film en rendant la sensation floue ou en créant une plus nette sur une autre partie du corps, en l'assombrissant ou en l'illuminant ou en la faisant devenir minuscule et, enfin, j'agrandis une bonne sensation. Quand l'image et la sensation dans le corps sont neutres ou agréables, je renforce par des suggestions appropriées. Je termine la séance en proposant au patient de pratiquer cette technique chez lui, si c'est nécessaire.

Après l'induction hypnotique, demander à l'enfant de repenser à ce qui lui fait peur peut provoquer une réaction émotionnelle violente. Mais, la thérapie du champ mental permet d'éliminer rapidement toute émotion dérangeante. Le thérapeute peut aussi lui suggérer de s'envoler pour voir la scène de plus haut sans être « pris » dans le souvenir. L'inconvénient avec cette approche est que l'enfant est obligé de repenser à ce qui lui fait peur. Si les faits le bouleversent trop, il est préférable d'utiliser la thérapie symbolique où, sans le savoir, il exprime son ressenti physique et émotionnel à partir du symbole en répondant aux questions suivantes : « Si ce qui te gêne avait une forme, quelle serait-elle ? », « De quelle couleur serait-elle ? », « Quelle consistance aurait-elle ? ». Il s'ensuit une désensibilisation par la TCM ou par des suggestions de maîtrise et de transformation de la peur par la modification des différents aspects de l'image du traumatisme (couleur/noir et blanc, flou/net, près/loin, réduction de la taille).

Pour la désensibilisation, d'autres métaphores, comme le *Chevalier intérieur* (1) ou *le (la) Magicien(ne)* (2), peuvent être utilisées pour apprendre à l'enfant à se libérer des émotions désagréables. *Le Tourbillon* (3) est choisi dans le cas où le patient ne supporte pas de repenser à l'événement.

Pour un adolescent, la technique la plus classique consiste à faire visualiser la scène traumatique sur un écran. Cela lui permet de ne pas subir passivement les images intrusives, mais, grâce à une télécommande imaginaire, de prendre le contrôle du défilement pour agir sur la taille de l'écran en la réduisant ou en l'agrandissant, selon la charge émotionnelle. Il peut choisir de s'arrêter sur une image de la scène pour en modifier certains détails. Il lui est aussi possible de diviser la page d'un ordinateur en deux parties avec, sur l'une, la scène traumatique et, sur l'autre, les aspects positifs de son comportement sur le moment ou des souvenirs agréables, par exemple. Cette méthode facilite l'expression des sentiments de colère, d'impuissance ou de culpabilité et met en avant les capacités valorisantes du patient pour lutter contre le mécanisme de mésestime de soi consécutive au traumatisme.

Les stimulations alternatives hypnotiques® peuvent aussi faciliter le travail de réassociation, d'évacuation des émotions désagréables et de métabolisation du traumatisme. Cependant, chez l'enfant, le thérapeute doit être très vigilant pour éviter toute tendance à la dissociation en utilisant des séries courtes de stimulations bilatérales lentes.

Dans le cas de transmissions transgénérationnelles

Par ailleurs, comme l'a montré le Professeur Malafosse, spécialiste en épigénétique à l'Université de Genève, un traumatisme peut se transmettre par des mémoires sur l'ADN qui peuvent ou non se manifester. Les enfants peuvent rejouer très tôt, et de différentes manières, des problématiques appartenant aux ancêtres de la famille. Le « nettoyage» transgénérationnel peut se faire à tous les âges.

Si l'enfant ne parle pas, il est assis sur les genoux du parent qui appartient à la même lignée que l'ancêtre concerné. Il est inutile de faire une induction avec les bébés. Le parent (ou le thérapeute si c'est trop difficile pour le parent) regarde l'enfant tout en lui rappelant ce qui est arrivé et ce que lui-même a connu d'identique. Il est important d'utiliser le prénom de l'enfant pour le différencier de l'ancêtre et de lui signaler que tout ce qui s'est passé avant, est terminé. Cela fait partie du passé et la lumière va descendre pour le purifier de ce qu'il porte, va bien le nettoyer et, pendant ce temps, il peut dire au revoir à la personne du passé pour entrer dans une nouvelle vie, la sienne. Très souvent, l'enfant se calme. Il faut le féliciter. C'est efficace même si l'enfant est en pleine crise (eczéma) et le problème ne revient plus.

Pour l'enfant qui sait parler, la démarche est la même, sauf qu'il faut procéder à l'induction hypnotique. Après lui avoir suggéré de visualiser la blessure sous une forme symbolique, il faut différencier l'enfant de son ancêtre et le vérifier en lui demandant de raconter ce qu'il voit ou ce qu'il ressent. Puis le thérapeute laisse descendre la lumière. Il est indispensable d'accompagner le patient jusqu'à ce qu'il se sente bien, ce qui peut se faire en plusieurs étapes car l'enfant peut donner beaucoup de détails. Quand il ouvre les yeux, il faut lui faire confirmer qu'il se sent prêt à entrer dans sa nouvelle vie.

La troisième phase du traitement est la partie de consolidation qui va permettre à l'enfant d'utiliser sa nouvelle organisation psychique au quotidien. Il s'agit de vérifier avec le patient que « les choses de maintenant sont ici (montrer la tête et le ventre), alors que les choses qui sont terminées, sont derrière » (faire le geste de mettre derrière l'épaule). Après l'induction hypnotique, le thérapeute lui demande de repenser à ce qui le gêne encore et traite ce matériel. Puis quand le sujet ne ressent plus rien physiquement, émotionnellement et cognitivement en pensant au traumatisme, il faut lui proposer une visualisation dans l'avenir avec une image de soi positive. Avec cette technique, qui s'appelle la *Remodélisation d'histoire de vie,* il lui est ainsi possible de réécrire l'histoire. Je la pratique de la manière suivante : après l'induction hypnotique, je demande à l'enfant de prendre ma main pour la serrer s'il a besoin de se sentir protégé. En effet, cet ancrage positif permet d'éviter la dissociation pendant la narration. Puis je lui explique qu'il va se voir dans une télévision, juste avant l'événement qui l'a marqué, en lui disant que c'est lui qui a le contrôle. Et je le laisse revoir très rapidement ce qui s'est passé. Ensuite, je lui propose de chercher des idées, des solutions, des ressources et de l'aide pour que les choses se passent différemment. En laissant émerger tout ce qui vient du patient, je laisse son inconscient garder la meilleure version de l'événement qui est préférable à l'histoire originale qui est toujours présente dans la mémoire. Après avoir validé avec l'enfant que tout lui convient bien (aller/retour imaginaire), je lui propose de devenir ce nouvel enfant et termine la séance d'hypnose en le faisant sortir de la télévision et revenir à « aujourd'hui, ici et maintenant ». Je lui serre la main, ce qui sert d'ancrage de sécurité. Je lui touche aussi l'épaule et le félicite pour m'assurer qu'il est bien connecté à lui-même avec toutes ses ressources.

Cas clinique

Adam, âgé de cinq ans, est le premier enfant de Léna et de David, tous deux ingénieurs. Ses parents me l'amènent pour des troubles importants du sommeil et un mutisme sélectif installé depuis un an. L'anamnèse montre que le bébé n'a pas connu de problèmes particuliers durant la grossesse et l'accouchement. Mais, la mère a eu beaucoup d'angoisse et le père était souvent en déplacement. Il était, d'ailleurs, absent au moment de la naissance, mais il s'occupait beaucoup du bébé lorsqu'il rentrait. Durant les trois premières années, Léna, qui était en congé parental, a pris soin de son fils. L'entrée à l'école a été difficile. Adam pleurait beaucoup et, pendant le premier trimestre, les séparations ont été douloureuses. Puis les choses sont rentrées dans l'ordre. Le petit garçon s'est fait des copains et il a aimé aller à l'école. En cours d'année, la maman reprend son travail. L'entrée en moyenne section se passe bien au premier trimestre jusqu'aux vacances de Noël.

À la rentrée de janvier, Adam ne veut pas retourner à l'école. Depuis la naissance, l'endormissement et le sommeil sont difficiles. Mais, à ce moment-là, il dort très mal et se réveille en pleine nuit en hurlant. Sauf à ceux de la famille proche, il ne parle plus aux adultes, y compris à sa maîtresse. Il communique par signes. Quand il est contrarié, il se tape la tête contre les murs ou par terre. Dès qu'il entend des bruits forts et soudains comme les cris ou les tapements des mains de la maîtresse, il se bouche les oreilles. Il s'isole et a souvent l'air absent.

Les parents consultent un pédiatre qui recommande de faire un bilan ORL qui ne révèle rien. Le médecin dirige alors l'enfant vers une psychologue. Après quatre séances, durant lesquelles Adam ne dit rien et refuse les sollicitations de jeux ou de dessin, la thérapeute suggère de voir un collègue praticien d'EMDR. Quelques séances avec ce dernier améliorent un peu les problèmes d'endormissement, mais ne changent en rien le comportement mutique de l'enfant. Une amie de la maman lui parle de l'hypnose et je reçois Adam et ses parents. La mère, très anxieuse et fatiguée par les nuits sans sommeil, se sent coupable d'avoir repris son travail. Le père se montre désireux de trouver des solutions, mais ressent beaucoup d'impuissance à aider son fils. J'observe Adam aller de l'un à l'autre et me lancer des regards vite baissés lorsque je les croise.

À la fin de la consultation, je demande à voir la mère seule, tandis qu'Adam et son papa rentrent chez eux. Je recueille des informations complémentaires sur la grossesse. Les deux parents désiraient avoir un enfant. Durant le premier trimestre de la grossesse, Léna a vécu dans l'angoisse de perdre son bébé. Dès qu'elle l'a senti bouger, elle s'est sentie rassurée. Toutefois, elle est restée préoccupée car son père refusait de la voir enceinte. Son mari partait souvent en déplacement et elle a passé les trois derniers mois de grossesse dans une grande solitude. L'absence de David, au moment de l'accouchement, où le travail a été long et pénible, lui a pesé. « Tout s'est arrangé par la suite. Même mon père est venu nous voir car c'était un garçon », me dit-elle.

Léna me parle de son père, très « dur ». Il est arménien et, à l'âge de cinq ans, lors du génocide, a fui son pays avec ses parents pour venir s'établir au Liban. Le grand-père de Léna a épousé une Française qui n'a jamais voulu apprendre ni l'arménien ni l'arabe. Son père s'est marié avec une Libanaise et a décidé de partir en France au moment de la guerre du Liban avec l'idée de revenir dès les hostilités terminées. Léna avait alors cinq ans et son petit frère deux ans. La famille n'est jamais retournée vivre au Liban, ce dont se plaint continuellement sa mère.

À la fin de l'entretien, sur le pas de la porte, la maman d'Adam me confie qu'elle se demande si son fils n'a pas vu ou entendu quelque chose lors des attentats terroristes de novembre (2015), car l'école se trouvait dans le quartier où les terroristes ont tiré sur des gens attablés aux terrasses. Les ennuis de l'enfant sont survenus deux mois après.

À la deuxième séance, je propose à Adam et à sa maman de jouer tous les trois, ensemble. J'explique les règles. Adam ne parle pas, mais accepte de jouer et trouve des stratégies pour répondre. Lorsque sa mère gagne, il se jette par terre et se tape la tête sur le sol. Je laisse faire. Sa mère se demande si elle doit intervenir. Avec des paroles bienveillantes, j'apaise l'enfant qui m'écoute. Puis je lui suggère d'aller faire un câlin à sa maman, ce qu'il fait. Je leur montre à tous les deux des techniques de respiration à pratiquer à la maison quand Adam le souhaite.

À la troisième séance, Adam me sourit, mais ne parle pas. Il accepte le jeu que je lui propose. Puis je lui enseigne l'EFT pour les enfants avec l'aide de sa maman qui, en même temps que moi, masse légèrement les points que je lui indique (neurones miroirs).

Au rendez-vous suivant, j'apprends qu'Adam arrive plus facilement à se calmer à la maison. Il dort mieux et se relaxe en rentrant de l'école en pratiquant les techniques apprises. Je lui enseigne des techniques de mouvements rythmiques (RTMi®, d'Harald Blomberg) à utiliser tous les jours pour inhiber les réflexes de peur. Les parents sont plus détendus car ils ont des outils immédiatement utilisables. Une relation de confiance s'installe.

À la cinquième consultation, je demande à l'enfant s'il veut venir jouer seul, tandis que sa mère attend dans la salle d'attente. Il accepte sans hésiter et je lui apprends une technique de relaxation très imagée (type Jacobson adapté aux enfants) qu'il pourra pratiquer chez lui. Une fois bien calme, avec les yeux fermés ou pas, je lui raconte l'histoire du *Prince qui ne parlait pas car il avait des choses qui l'ennuyaient dans sa tête*. C'est une métaphore construite sur le modèle suivant :

1. présenter la problématique du patient (le mutisme) ;
2. signaler les obstacles (l'insécurité et la violence) ;
3. décrire les réactions physiques (les sensations et les angoisses) ;
4. indiquer les ressources (l'attention, l'imagination et la sensibilité).

Adam écoute, puis va chercher sa mère et nous jouons ensemble, tous les trois, en riant beaucoup. Mais, il ne m'a encore jamais dit un mot.

À la sixième séance, je reprends la métaphore du *Prince qui ne parlait pas...* pour expliquer à la maman que son fils est peut-être comme le prince. Il a des choses dans sa tête, mais il ne sait pas ce que c'est. Elle pourrait peut-être lui raconter l'histoire de sa naissance et je demande à Adam s'il veut bien aller s'asseoir sur les genoux de sa mère, comme lorsqu'il était bébé. Pendant que la mère raconte, en faisant part de ses émotions, je promène le doudou devant les yeux de l'enfant en stimulations bilatérales. Par moments, ses yeux ont du mal à suivre le mouvement. Je demande, alors, à sa mère de tapoter alternativement d'abord sur les épaules, puis sur les cuisses de son fils. Ces stimulations alternatives permettent d'activer les deux hémisphères cérébraux, ce qui contribue à éliminer les émotions désagréables liées à la vie fœtale et à la naissance.

Au septième rendez-vous, les parents se présentent avec Adam qui me salue d'un petit « bonjour ». Ils m'informent qu'il ne se frappe plus la tête ni à la maison ni à l'école, mais qu'il ne parle toujours pas aux adultes « extérieurs ». Je demande à l'enfant s'il veut bien retourner sur les genoux de sa maman, pendant qu'elle va lui raconter l'histoire de sa famille. Quand elle arrive au moment de l'exil du Liban, Adam lui crie : « Tais-toi » et se réfugie dans les bras de son père. Je donne une poupée à la maman pour qu'elle continue son récit, tandis que le père masse les points d'EFT sur Adam. En fin de séance, je reprends les étapes importantes de séparation dans l'histoire familiale et je vérifie si Adam ressent quelque chose dans son corps. Quand c'est le cas, le papa « désensibilise » les nœuds émotionnels en massant les points de l'EFT ou en réalisant des stimulations bilatérales. Je montre à Adam toutes les forces qu'il possède « comme le prince » et combien son papa peut l'aider.

À la huitième consultation, j'apprends que, le lendemain de la dernière séance, l'enfant s'est mis à reparler à tout le monde. Il dort bien, mais garde le geste de se boucher les oreilles à l'audition de bruits soudains. Je le vois seul et induit une hypnose légère pendant laquelle je raconte l'histoire du *Chevalier qui fuyait la guerre*. C'est une métaphore que j'ai inventée sur le modèle précédent pour libérer l'enfant de tout problème transgénérationnel éventuel. Le chevalier n'aimait pas ce qu'il voyait ni les sons qu'il entendait. À ce moment, Adam se bouche les oreilles et s'agite fortement. Je lui demande ce qu'il ressent. Il répond qu'il a mal au ventre, qu'il voit courir des gens, qu'il entend des voitures de police et de pompiers et qu'il a très peur. Je lui dis de placer une main sur son ventre et, l'autre, sur son cœur, puis d'inspirer, de bloquer et enfin de souffler très fort d'un coup. Nous répétons cet exercice jusqu'à ce qu'il retrouve son calme (homéostasie). Je le félicite alors d'arriver à se rassurer lui-même.

À la neuvième séance, l'enfant va bien. Il parle, joue, dort bien et il ne se bouche plus les oreilles. Il retrouve des copains. Je consolide ses capacités à compter sur ses ressources. Avec le protocole de séparation du lien, il laisse les choses qui ne lui appartiennent pas dans le passé (derrière son épaule) et regarde vers l'avenir en se voyant fort et solide grâce à *L'énergie de lumière*. C'est une technique de l'Intégration du Cycle de la Vie (ICV) qui consiste à mettre l'ancêtre dans un cercle de lumière avec toutes les ressources qu'il possédait, en particulier, l'affection qu'il portait à ses proches. L'enfant se place dans un autre cercle entouré de lumière ou d'or situé en-dessous du cercle de l'ancêtre d'où s'écoulent les choses positives de l'aïeul sur l'enfant ou sur la (les) génération(s) suivante(s) jusqu'à celle de l'enfant. Le cercle évite de laisser entrer les choses négatives. Ses parents lui ont raconté les événements des attentats en employant des mots à la portée de son vocabulaire et de ses croyances. Il a posé quelques questions, puis il est parti jouer.

Deux mois plus tard, je revois encore une fois Adam pour une dixième séance. Il va bien sur tous les plans. La mère me demande de la suivre en hypnothérapie intégrative®.

Ce cas clinique montre qu'il est inapproprié d'aborder, dès le début de la thérapie, les dissociations liées à la fois à un événement traumatique et au(x) problème(s) transgénérationnel(s). Le thérapeute est facilement entraîné vers des pistes erronées s'il reste dans une posture rigide. À la fin du premier entretien, malgré une anamnèse détaillée, beaucoup d'informations restent cachées. Et de ce fait, il se trouve confronté à de nombreuses questions comme : « S'agit-il d'une anxiété de séparation, de terreurs nocturnes, d'une dépression post-partum de la mère, d'un choc post-traumatique ou de mémoires cellulaires ? ». La difficulté de l'approche thérapeutique consiste à emprunter un chemin où le cerveau continue de protéger l'enfant. Sans savoir ce qui a réellement troublé l'enfant, il est donc indispensable de commencer par le corps pour atteindre l'esprit et de faire confiance aux ressources incroyables des enfants.

Conclusion

Comme le précise Maggie Philipps (4), les sensations physiques constituent des ressources pour unifier le moi et pour supprimer la dissociation, la thérapie verbale seule ne suffisant pas. Il est important de promouvoir l'intégration somatique et émotionnelle dans la réparation du traumatisme. En tant que cliniciens, nous savons que, tant que la dissociation ne peut être levée, d'intenses sentiments de désespoir peuvent survenir. En même temps, la levée de la dissociation doit se faire avec prudence et au rythme des capacités d'intégration du jeune patient. Prendre en charge un enfant ou un adolescent présentant des troubles dissociatifs ne peut s'improviser. Envisager la question du traumatisme est essentiel pour ne pas rester fixé sur les troubles comorbides, souvent associés et plus familiers. Pour lever la dissociation de l'enfant, il est important de s'appuyer sur la plasticité cérébrale infantile et de ne pas se focaliser sur la structure de la personnalité. L'objectif est toujours l'intégration du traumatisme par de nouvelles connections neuronales. Les changements se produisent plus rapidement chez le jeune que chez l'adulte car le cerveau de l'enfant et de l'adolescent est encore en développement.

L'hypnothérapie intégrative® est en mesure de constituer un atout thérapeutique majeur dans la prise en charge des patients souffrant de troubles dissociatifs. En effet, l'état hypnotique permet au sujet de retrouver la maîtrise de ses comportements de dissociation psychique, en passant du statut de victime passive à celui d'acteur. Il est également important de ne pas limiter l'anamnèse à la seule dimension ontogénétique, mais d'élargir les recherches vers la dimension phylogénétique dont le patient peut être porteur. Finalement, nous pouvons dire que tout traumatisme est guérissable, indépendamment de son origine, permettant ainsi une transmission familiale positive aux générations futures.

Références :

1. ANGELI P., LOCKERT O., *Hypnose pour les enfants et les adolescents – Guide pratique pour les parents et les thérapeutes.* Boulogne-Billancourt : IFHE Editions, 2016, p. 215.
2. ANGELI P., LOCKERT O., ouvrage cité, p. 130.
3. ANGELI P., LOCKERT O., ouvrage cité, p. 237.
4. PHILLIPS M., FREDERICK C., *Healing the Divided Self - Clinical and Ericksonian Hypnotherapy for Post-Traumatic and Dissociative Conditions.* New York: W.W. Norton, 1995. Tr. fr. *Psychothérapie des états dissociatifs.* Bruxelles : Satas, 2001.

Éléments bibliographiques :

BRILLON P., *Comment aider les victimes souffrant de stress post-traumatique.* Montréal : éditions Québécor, 3e édition, 2007.

BROEKMAN B.F., OLFF M., BOER F., « The Genetic Background to PTSD » in *Neuroscience and Biobehavioral Reviews.* 2007; 31(3):348–62.

COTTRAUX J., « Problèmes posés par l'évaluation des psychothérapies in *Psychologie médicale.* 1988 ; 20 : 199–206.

DUCROCQ F., VAIVA G., « From the Biology of Trauma to Secondary Preventive Pharmacological Measures for Post-Traumatic Stress Disorders » in *Encephale.* 2005 ; 31(2) : 212–226.

DUPONT J.-C., « Charcot. À la conquête du cerveau » in *Les génies de la science.* 2009 ; 37: 68.

FAYMONVILLE M.E., LAUREYS S., DEGUELDRE C., et al. « Neural Mechanisms of Antinociceptive Effects of Hypnosis » in *Anesthesiology.* 2000 ; 92(5) : 1257–67.

HAYES J.P., HAYES S.C., MIKEDIS A.M. « Quantitative Meta-analysis of Neural Activity in Post-Traumatic Stress Disorder » in *Biology of mood & Anxiety Disorders.* 2012 ; 2(1) : 9.

LEBIGOT F., *Traiter les traumatismes psychiques : Clinique et prise en charge.* Paris : Dunod, 2ème éd., 2011.

MILLS J.C., CROWLEY R.J., *Therapeutic Metaphors for Children and the Child within.* New York: Brunner/Mazel, 1986. Tr. fr. *Métaphores thérapeutiques pour enfants.* Marseille : Hommes et Perspectives, Paris : Desclée de Brouwer, 1995.

NAVARRE C., *« Psy » des catastrophes, dix années auprès des victimes.* Paris : Imago, 2007.

QUELET J., PERROT O., *Hypnose - Technique et applications thérapeutiques.* Paris : Ellebore, 2003.

VENTUREYRA V.A., YAO S.N., COTTRAUX J. et al., « The Validation of the Post-Traumatic Stress Disorder Checklist Scale in Post-Traumatic Stress Disorder in Nonclinical Subjects » in *Psychotherapy and psychosomatics.* 2002 ; 71(1) : 47–53.

YEHUDA R., McFARLANE A.C., SHALEV A.Y., « Predicting the Development of Post-traumatic Stress Disorder from the Acute Response to a Traumatic Event » in *Biological Psychiatry.* 1998 ; 44(12) : 1305–13.

LA DISSOCIATION DANS LES TROUBLES DE LA PERSONNALITÉ

Elodie BOMBASSARO

Les personnes souffrant de troubles de la personnalité ont connu dans leur enfance de nombreux traumatismes, y compris des problèmes d'attachement. Ces traumatismes entraînent une division du moi dont il faut absolument tenir compte pour pouvoir réussir la thérapie. L'hypnothérapie intégrative® propose de nombreuses techniques hypnotiques et non hypnotiques pour traiter efficacement les troubles de la personnalité. Cependant, chez les personnes très dissociées, l'hypnose est à utiliser avec prudence pour éviter le risque d'aggravation de la dissociation.

La dissociation dans les troubles de la personnalité

Il existe trois catégories principales de troubles de la personnalité dont, pour chacune d'elle, le trait dominant est :

1. l'anxiété (personnalité dépendante, évitante ou obsessionnelle) ;
2. l'impulsivité (personnalité borderline, histrionique, narcissique et antisociale) ;
3. la bizarrerie (schizoïde, schizotypique, paranoïaque).

Le praticien devient capable d'identifier un trouble de la personnalité chez un patient quand il se rend compte de son incapacité à agir sur le mode rigide de pensée et de comportement du sujet.

Les troubles de la personnalité sont très divers, mais ils présentent tous des conséquences sur le plan psychologique, relationnel, émotionnel et social. Ces patients ne réalisent pas non plus qu'ils ont des troubles du comportement. De ce fait, la demande de soin porte rarement sur le trouble de la personnalité, mais davantage sur ses complications.

De plus, la dissociation est très fréquente dans ce type de pathologie et peut être repérée par les manifestations suivantes :

- un sentiment d'étrangeté par rapport à soi, une impression d'être extérieur à son propre fonctionnement, de ne pas se reconnaître ;
- un sentiment nouveau de vide intérieur accompagné d'une anesthésie émotionnelle qui va jusqu'à la mélancolie ;
- un affect peu manifeste ou exprimé de manière exagérée ;
- une perte de contrôle de soi violente et disproportionnée face à un stimulus (par exemple, un conflit intérieur ancien qui devient ingérable d'un seul coup, agressivité avec passage à l'acte contre soi ou autrui comme si la personne perdait le contrôle d'elle-même) ;
- un comportement marginal ;
- une interprétation dérisoire ou au contraire déraisonnable entre un élément qui est l'objet d'un mal-être et les faits réels ;
- une perception contraire à une réalité objective (se croire très gros quand on est très maigre, se sentir supérieur aux autres sans raison valable ou penser que l'on est une autre personne que celle que l'on est, par exemple, avec des dons particuliers que nul ne constate…).

Traitement des troubles de la personnalité

Généralement, les troubles de la personnalité sont traités par la thérapie comportementale dialectique, la thérapie cognitivo-comportementale, la pharmacothérapie et l'hospitalisation pour les patients en crise. Or, ces approches présentent des avantages, mais aussi des limites.

Dans ma pratique, j'associe le traitement des schémas, élaboré par Young (1) (2) à partir de la psychanalyse, de la théorie de l'attachement de Bowlby (3) et de la thérapie comportementale et cognitive, aux techniques spécifiques de restructuration cognitive tirées du livre d'Helen Bee et de Denise Boyd *Psychologie du développement - les âges de la vie* (4).

Comme ces patients souffrent d'anxiété, pour le renforcement du moi, je leur recommande les tâches suivantes :
- pratiquer l'autohypnose et/ou l'EFT ;
- écrire les rêves dont ils se rappellent et le thème retenu : peur, amour, colère... et les changements constatés par eux ou leurs proches avec la date de l'évolution ;
- le soir, avant de dormir, noter tout ce qu'ils ont à faire le lendemain ;
- se répéter des phrases positives à leur sujet ;
- chaque jour, au lever, écrire un objectif comportemental prioritaire, par exemple : « Aujourd'hui, si on me fait des reproches, je suis capable de contenir ma colère en pensant à ma musique préférée ».

Les patients présentant des troubles de la personnalité ont parfois vécu plusieurs échecs thérapeutiques. Il est donc souhaitable d'adopter une attitude positive persuasive et encourageante concernant les améliorations attendues. Il est important qu'ils notent les éléments de progrès factuels, y compris au niveau de leurs cognitions, dans un petit cahier de suivi qu'ils apportent à chaque rendez-vous.

Intérêt de l'hypnothérapie intégrative®

Avec ce type de patients, une psychothérapie pluridisciplinaire se révèle plus efficace qu'une approche thérapeutique unique. En hypnothérapie intégrative®, il existe de nombreuses techniques de régression en âge comme celles des « boules de cristal » ou du « train qui recule ». Ces approches permettent d'accéder aux événements traumatisants du passé, même à ceux de la vie intra-utérine et de la naissance, qui sont souvent à l'origine des troubles de la personnalité.

Ces traumatismes peuvent être traités par des techniques hypnotiques (le reparentage, la restructuration cognitive, les stimulations alternatives, les approches éricksoniennes) ou par celles de la psychologie de l'énergie.

J'ai observé que les personnes présentant des troubles de la personnalité ont souffert de carence affective et ont eu extrêmement peu de ressources durant leur enfance, voire durant toute leur vie. Tel est le cas des enfants de parents alcooliques, des enfants séquestrés, abusés et maltraités ou de ceux qui, à la naissance, ont été placés à l'Aide Sociale à l'Enfance et qui n'ont aucune figure d'attachement fiable…

Pour y remédier, dans un premier temps, au cours des séances d'hypnose, je me sers des suggestions de Murray-Jobsis tirées de : « Reparentage : former un sens positif de l'identité et des liens affectifs » (5) et de « Construction de l'ego » (6).

Puis dans un deuxième temps, pour les personnes atteintes de troubles de la personnalité, très dissociées, il me semble nécessaire de restructurer toutes les étapes du développement autour de la période d'angoisse de séparation. Ces étapes ont été décrites, entre autres, par Freud, Erikson et Bergeret. Grâce au livre d'Helen Bee et de Denise Boyd, je raconte aux patients en hypnose le développement psychomoteur, cognitif et émotionnel au cours de la croissance. Il est donc important de pratiquer cette restructuration après le traitement des traumatismes principaux pour qu'elle soit une expérience positive.

Ainsi, par exemple, une patiente boulimique, lunatique et de personnalité anxieuse-dépendante, présente une amnésie des dix premières années de sa vie. Son mal-être est entretenu par une dépression et des relations interpersonnelles difficiles et décevantes, en particulier dans le domaine amoureux et amical. Quand elle est en état d'hypnose, j'évoque les étapes du développement : le plaisir oral lié à la nourriture (trouver un autre refuge), l'apprentissage de la propreté et l'acquisition de l'autonomie physique, du respect de l'intimité et de la confiance en soi. La patiente commence alors à se sentir mieux, comme si elle réécrivait positivement son histoire. Ensuite, la mémoire revient au bout de quelques séances et nous pouvons collaborer avec son inconscient pour traiter les traumatismes et pour continuer l'hypnothérapie intégrative®.

Ensuite, pour la phase de dépendance psychosensorielle dans l'espace, je lui suggère de s'imaginer qu'elle est un bébé lançant des objets au sol pour voir ce qui se passe. Elle retrouve alors un vague souvenir d'hospitalisation pour une méningite, à dix-huit mois, où sa mère, elle-même alcoolique et malade, l'avait laissée seule à l'hôpital. Elle pleurait, lançait son doudou et personne ne venait le ramasser pour la rassurer. Puis je lui propose de changer de scénario, de réécrire cet événement à l'hôpital et de revivre cette expérience de façon positive. Si la personne a des ressources, elle peut trouver elle-même un nouveau scénario, par exemple : « ce qu'elle aimerait croire de positif à ce moment-là ». Si ce n'est pas le cas, le thérapeute en suggère un positif de cette scène, de façon apaisante et adaptée. Je lui propose d'imaginer une femme du personnel soignant, douce, venant gentiment lui ramasser son lapin en peluche, lui expliquant que sa maman va finir par arriver et qu'en attendant, elle a raison d'exprimer ses besoins. Mais, si elle attend sagement, sa maman sera fière d'elle. La patiente apaise son anxiété sous forme de reparentage : la petite fille couche elle-même confortablement son doudou dans son lit, lui essuie les yeux et lui fait un câlin. Comme le doudou se sent mieux, elle se sent aussi apaisée.

Ainsi, le patient peut s'imaginer en train de vivre sainement les étapes du développement qu'il aurait dû connaître d'une façon normale et apprend à ressentir les sensations et les émotions positives pour les stocker dans son inconscient. Les stimulations alternatives permettent de renforcer les émotions agréables associées à cette visualisation qui contribuent, également, à de meilleures relations interpersonnelles. Afin que les changements liés à cette restructuration deviennent une réalité dans la vie du patient, à la fin de la séance, il est important de terminer par des suggestions post-hypnotiques telles que : « Vous rapportez avec vous le fruit de ces expériences de développement positives et, dès maintenant, vous pouvez vous en servir dans votre vie actuelle pour vous sentir plus détendu, plus heureux en société et plus stable émotionnellement… ».

Cas clinique : traitement d'un sujet borderline par l'hypnothérapie intégrative®

Le mécanisme psychopathologique de la personnalité état limite est complexe. Cette pathologie est liée à l'existence de négligence parentale ou de mauvais traitements durant l'enfance (abus sexuels, séparations précoces, conflits familiaux). Les particularités de ce trouble sont, notamment, l'instabilité des relations interpersonnelles (précaires, mais le plus souvent conflictuelles), de l'image de soi et des affects avec des comportements impulsifs. En tant que thérapeute en hypnose, j'ai remarqué que le traitement des traumatismes au cours des phases du développement de l'enfant, associé à une restructuration cognitive, permettait une correction assez efficace des symptômes du trouble borderline.

Le cas de Joane

Joane est une jeune femme de trente et un ans avec une personnalité borderline. Elle se trouve en échec amoureux et en instabilité professionnelle. Bien qu'intelligente, elle est totalement dépendante de son compagnon avec qui elle n'arrive pas à s'engager car elle ne comprend pas ses propres sentiments. Avec lui, elle se comporte comme une enfant en le sollicitant en permanence pour prendre les moindres décisions, ce qui énerve fortement ce jeune homme.

Depuis l'enfance, elle souffre de troubles du comportement alimentaire. Elle s'est également mise en danger en consommant des substances (alcool et cannabis) qui ne l'attiraient pas, mais qui ont fait qu'elle s'est trouvée dans des situations publiques humiliantes. Elle ne supporte pas de perdre le contrôle, de manquer d'attention et d'être rejetée, cette dernière situation provoquant, chez elle, un sentiment de colère et une victimisation. Elle a un caractère froid et colérique et paraît exigeante, peu aimable et autoritaire.

Elle me dit que, dans le passé, elle a connu de nombreux échecs amoureux et amicaux. Elle est non seulement agressive envers elle-même, mais aussi à l'égard des autres, se faisant rejeter de tous, y compris par les huit médecins et thérapeutes qu'elle a consultés avant de me voir. Il s'agit probablement de l'expression d'une colère refoulée envers les exigences élevées de son père auxquelles elle devait se conformer sans faille.

Je la trouve ambivalente au niveau de son comportement, voire incohérente dans son discours, agressive et avec une faible estime de soi, ce qu'elle ne reconnaît pas. Sa susceptibilité et sa façon d'avoir réponse à tout me montrent le caractère rigide de sa personnalité, mais aussi son extrême sensibilité émotionnelle.

Quand je lui demande ce qu'elle attend de ma thérapie, elle répond que, si je ne la soigne pas pour son bouton d'acné (quasi invisible), son compagnon va la quitter et que, de ce fait, elle est contrainte de me consulter. Je lui dis que : « la balle est dans son camp ». Je clarifie les liens qui se créent généralement entre le patient et le thérapeute et pose un cadre autour de la notion d'alliance thérapeutique et de ses responsabilités dans la thérapie.

Au cours du premier entretien, je repère la dissociation à travers les manifestations suivantes :

- Joane se sent extérieure à son fonctionnement psychique. Elle nie que le problème vient d'elle. Son comportement physique boudeur traduit aussi le manque de maturité et paraît la protéger de son anxiété par un comportement régressif ;

- un deuxième indice de la dissociation est qu'elle n'arrive pas à s'investir dans sa relation avec les autres : elle a du mal à être elle-même, change constamment d'attitude pour plaire à l'autre et ne trouve aucun plaisir dans ses relations intimes. Elle dit qu'elle ne se reconnaît pas dans ce qu'elle fait, que ce n'est pas elle ;
- Joane nie ses besoins et ses sentiments pour plaire et pour éviter ainsi l'abandon ;
- l'expression du visage est totalement apathique ;
- puis elle vient pour un motif somatique inadapté (le bouton d'acné) qui révèle une distorsion de l'image de soi à travers ses propos : « Je suis nulle. Je suis moche ».

Tous ces modes de fonctionnement sont là depuis environ l'âge de dix ans, mais elle n'en n'a pas conscience au début de la thérapie.

Pour les troubles du comportement, je repère également :

- une instabilité émotionnelle : susceptibilité (colère, angoisse, chantage) montrant une faille narcissique, avec un discours négatif concernant l'estime de soi ;
- une rigidité de la pensée avec un raisonnement dichotomique ;
- des attitudes différentes, voire opposées, selon les situations. Ainsi, au téléphone, quand elle prend rendez-vous, elle adopte une voix très adulte avec un ton professionnel, quasi commercial. Mais, devant moi, au contraire, elle se comporte comme une petite fille en tortillant son mouchoir, avec une toute petite voix ;
- des conduites perverses et un peu sadomasochistes (elle se met dans des situations sociales qu'elle déteste, qui

ne lui conviennent pas et qui aboutissent à la maltraitance, au rejet ou à l'échec ;
- elle est agressive et teste les limites des personnes qu'elle fréquente ;
- elle est en retrait de la société (tenue vestimentaire conformiste), s'isole et n'a presque pas d'ami(e)s.

À la fin de l'anamnèse, je comprends la nécessité de recourir à la thérapie des états du moi pour gérer les parties d'elle-même qui la poussent à se faire du mal (anorexie, agressivité envers elle-même et les autres) et qui entretiennent le schéma « sentiment d'échec » qui peut paralyser le travail thérapeutique. Je tiens compte également des carences affectives urgentes à combler, car la patiente est découragée et peut vite sombrer dans une dépression plus grave.

Je procède donc à une séance d'hypnose pour augmenter ses ressources et pour valoriser sa démarche personnelle. Elle refuse les compliments. Elle n'arrive pas à se détendre pour aller en hypnose, probablement de peur de perdre le contrôle. Je lui dis de « jouer simplement le jeu », les yeux fermés, et d'écouter ce que je lui dis. Elle s'énerve en disant que rien ne va. Peut-être me perçoit-elle comme une personne curieuse et intrusive ? À plusieurs reprises, elle se lève pour arrêter la séance. Elle se rassoit lorsque je lui dis qu'il est évident qu'elle ne va pas bien et qu'à tout instant, elle a la possibilité d'interrompre la thérapie, mais à condition de terminer la séance en cours ; étant borderline, elle est rassurée par le cadre ferme du thérapeute et par la liberté offerte. Lors de cette première séance, la patiente exprime une ambivalence dans ses besoins et dans son adhésion aux soins. Elle teste la relation d'aide ainsi que les limites.

Au deuxième rendez-vous, Joane rapporte le questionnaire d'évaluation des schémas inadaptés de Young, rempli, mais cette prise de conscience des divers aspects de son mal-être affaiblit encore plus son estime d'elle-même. Les schémas qui correspondent le plus à ses problèmes sont : le « sentiment d'échec », le « sentiment d'abandon », le « sentiment d'exclusion », la « carence affective », la « dépendance » et l'« assujettissement ».

Joane veut tout contrôler : émotions, apparence, alimentation, vie sentimentale... Mais, ce qui m'étonne, c'est que, paradoxalement, elle soit dépendante affectivement et matériellement de son ami et qu'elle ne maîtrise pas son sentiment d'échec. J'en conclus que les schémas « sentiment d'échec » et « dépendance » ainsi que le mécanisme « contrôle de tout » sont apparus en même temps dans sa vie, et, probablement, très tôt. Quand je lui demande qui est responsable de ce paradoxe, elle me dit qu'une partie d'elle veut aller mieux, mais qu'une autre l'en empêche. Je décide donc d'entrer rapidement en contact avec l'état du moi responsable du schéma « sentiment d'échec » par une approche consciente, car elle n'arrive pas à lâcher prise pour aller en hypnose. Je lui propose de « jouer le jeu », simplement, en se relaxant avec les yeux ouverts ou fermés, tout en se concentrant sur un texte de réflexion sur le lâcher-prise que je lui lis. Curieusement, durant la lecture, son visage change plusieurs fois d'expression, allant du sourire au front plissé ; elle bouge beaucoup ses mains, manifestant ainsi de l'anxiété. De plus, la lecture de ce texte provoque des réactions physiques inhabituelles chez elle dont l'apparence normale est ultra-conformiste et dans le contrôle. Cela m'indique que nous sommes bien en contact avec son inconscient et avec les différentes parties de son mental. Cependant, entre chaque type de comportement en lien avec le lâcher-prise, elle reprend chaque fois le contrôle au cours de la lecture de ce texte qui, en fait, sert d'induction. Puis elle prononce ces mots ambivalents : « Je sais que vous voulez m'aider, mais vous me gâchez tout depuis toujours ». Je lui demande si ces propos s'adressent à moi car elle emploie le vouvoiement. Elle me répond : « Non. C'est une petite voix intérieure en colère qui dit ça ! Elle semble être en colère contre des personnes ».

L'état du moi responsable de ses échecs, qui se nomme « Échec », se manifeste. Elle n'arrive pas à le comprendre ou à le convaincre de fonctionner autrement. C'est comme s'il voulait la contrôler. Elle se sent en échec contre son propre état du moi « Échec », ce qui la rend triste, en colère et vulnérable. Je commence à comprendre l'origine de la rigidité de son comportement, et même de son obsession pour ce bouton d'acné quasi invisible. « Échec » agit, entre autre, sur son apparence (acné) la mettant ainsi en difficulté dans sa quête d'identité (comme les adolescents) et gâche ses relations sociales (un des traits caractéristiques de la personnalité borderline). Étant impulsive, elle sort brutalement de l'hypnose, convaincue que ce que nous faisons ne sert à rien.

Je la rassure en lui faisant remarquer que sa réaction peut se produire au début de la thérapie et qu'elle ne signifie pas un échec. Aussitôt, je change d'approche. Et par une discussion à l'état de veille, je choisis de banaliser la thérapie des états du moi pour apaiser les tensions et pour pouvoir l'utiliser ultérieurement. Afin de gagner la confiance de cette partie de Joane, je lis, à haute voix, le chapitre sur le « sentiment d'échec » tiré du manuel du séminaire *Hypnose et restructuration cognitive* de Varma (7). Ainsi, j'explique ce qu'est le schéma

« sentiment d'échec », ses origines et ses conséquences sur la vie de la personne en insistant sur le fait qu'il est possible d'en sortir pour son bien. En écoutant la description des origines possibles de ce schéma, la patiente établit consciemment des liens avec l'histoire de son enfance et accepte d'en discuter ; j'accède, enfin, à un discours qui se détourne partiellement du problème du bouton d'acné. Elle ressent de la colère contre son père perçu comme castrateur et frustrant, ce qui est une situation assez fréquente chez les borderlines. Enfin, émerge la notion du cadre paternel et des obligations que lui imposait son père au niveau du comportement alimentaire, en particulier. Il était naturopathe, mais, pathologiquement, obsédé par le danger de mort lié aux maladies causées par une mauvaise alimentation. Elle n'a jamais pu aller manger dans une pizzeria avec ses amies. Elle devait seulement consommer ce qu'il achetait et il la « bourrait » de plantes en lui donnant onze comprimés, dès le petit déjeuner. Elle considère qu'elle a été son cobaye alimentaire. Quelquefois, pour observer les effets des plantes ou de la nourriture sur le corps, avant de les prescrire à ses patients, il lui faisait avaler des plantes laxatives qui lui provoquaient des crises de diarrhée. Ainsi, durant l'enfance, les besoins de respect, d'intégrité et de liberté ont été gravement altérés par le comportement de son père. Tout d'un coup, elle se détend en prenant, soudain, conscience de l'origine de son anorexie dont le but était de mettre sa vie en danger de mort pour rendre son père fou. Il est arrivé à Joane d'arrêter de manger pendant dix-sept jours. Ainsi, il ne pouvait plus contrôler sa vie, elle le mettait en échec et elle prenait sa revanche.

Ensuite, son visage devient figé et inexpressif. Elle reste dissociée car elle parle de la tristesse, mais son visage est totalement apathique. Elle prend conscience qu'« Échec » n'a plus de raison de l'importuner, car elle ne vit plus chez ses parents. Ensuite, elle exprime sa colère envers sa mère qui était aussi sous l'emprise d'un mari pathologique et colérique et qui ne pouvait pas réagir pour se sortir de cette situation ou pour protéger sa fille. « Échec » était destiné à frustrer son père qui la contrôlait. Elle arrive donc à restructurer sa pensée. Elle verbalise à deux reprises le soulagement et se détend physiquement.

À ce stade de la thérapie, elle ressent, seulement, une forme d'anxiété qui se traduit par du stress, des brûlures d'estomac, une difficulté à avaler, le fait de se ronger les ongles, des problèmes de peau et de sommeil. C'est un grand pas en avant pour traiter la dissociation : elle commence à reconnaître le lien entre le corps et l'esprit. Pour gérer l'anxiété et le stress, je lui propose la TAT et l'EFT, des techniques de la psychologie de l'énergie qu'elle continue à refuser. Mais, étant donné qu'à présent, elle accepte l'hypnose, je procède à une induction hypnotique suivie de suggestions appropriées inspirées de Hartland (8) pour augmenter le calme intérieur. Cependant, comme elle n'atteint qu'un état très léger d'hypnose, je décide de n'aborder les problèmes liés à la dissociation qu'à partir de la prochaine séance.

Au début du troisième rendez-vous, je constate que le sentiment d'échec reste prédominant. Je lui demande calmement et avec empathie, ce qui ne va pas. Elle me dit qu'elle s'est à nouveau disputée avec son compagnon concernant la façon de réaliser une recette. Elle croit que « tout est de sa faute à elle » - cette personnalisation induit une culpabilité - et qu'il ne la comprend pas. Et plus il s'énerve contre elle, plus elle se sent rejetée, ce qui aggrave ses troubles du comportement. Elle ajoute qu'elle ne peut s'empêcher de le consulter pour tout comme par exemple pour la manière de préparer la vinaigrette pour la salade, alors qu'ils vivent ensemble depuis un an. Je lui explique qu'inconsciemment elle agit comme la petite fille anxieuse de son enfance qui cherchait à être rassurée et je lui propose de travailler, sous hypnose, à cette séance sur la différenciation entre son ami et son père. Elle sent qu'elle en a besoin et accepte. Ce travail est bénéfique puisqu'il l'apaise.

Quand je lui demande aussi ce qu'elle ressent dans le corps au moment où elle me parle, sa réponse est : « une boule dans la gorge ». Curieusement, contrairement à son habitude, lorsque la patiente émet un discours triste, son visage est apathique. Cette fois, il est triste, mais elle n'arrive pas à trouver les mots pour décrire ce qu'elle ressent sur le plan émotionnel, alors que la tristesse est apparente.

Je lui propose d'apaiser tout cela sous hypnose. Puis nous reprenons la thérapie des états du moi. Après avoir induit un état d'hypnose par une concentration sur la respiration, je continue avec la technique du poing serré de Stein (9) qui lui permet de lâcher prise physiquement et d'accéder ainsi à un état de détente ; son corps n'est pas aussi rigide que d'habitude en hypnose. Nous évoquons alors l'événement récent de la dispute avec son ami et je lui demande de chiffrer la souffrance, causée par cette situation, qu'elle évalue à 3/10. Avec la technique du pont d'affect, je remonte à la situation la plus ancienne et aussi la plus pénible qui éveille, en elle, une gêne physique et émotionnelle qu'elle estime à 9/10. Cette situation concerne un événement similaire avec son père. Avec son accord, pour la désensibilisation, je traite d'abord ces images par la thérapie du champ mental afin d'éviter la dissociation. Je poursuis avec les stimulations alternatives pour installer des croyances positives relatives à ces événements. À plusieurs reprises, j'utilise alternativement ces deux techniques. Cette approche permet à Joane de rester connectée avec les sensations et les émotions sans se dissocier. Elle arrive enfin à exprimer ses émotions.

Après cette séance, la patiente ne manifeste plus de signe de dissociation. Elle se met en colère contre son père. Je lui propose de verbaliser, maintenant, tout ce qu'elle a à lui dire, comme s'il était en face d'elle. Après cet exercice, elle se sent apaisée. Ensuite, elle en veut à sa mère à qui je lui demande de parler. Après avoir verbalisé et éliminé sa colère envers cette dernière, elle aborde le problème relationnel avec son compagnon. Elle reconnaît qu'elle se sent incapable de lui donner de l'amour car elle n'arrive pas à exprimer ses émotions ni au quotidien ni dans l'intimité. Elle semble tenir à lui, sans pouvoir lui montrer son affection car son mode de communication est, soit agressif, soit très infantile. Elle ne parvient pas à s'assumer en tant que femme. À ce moment-là de la thérapie, à trois reprises, les yeux fermés, elle touche son bouton d'acné au menton.

Par ailleurs, Joane me signale que ses problèmes liés à la vie de couple sont causés par un autre état du moi, appelé « Torture », qui se manifeste par de l'automutilation, du stress, des comportements alimentaires compulsifs, de la colère, de l'impulsivité, des comportements à risques, une incapacité à assumer son apparence physique, car elle « se trouve moche », et une certaine dépendance envers l'autre qui contrarie son besoin de liberté. Le rôle de cet état du moi est de lui permettre d'exister, de trouver son identité et de ressentir quelque chose, notamment, quand elle vomit ou se mutile. Lorsqu'elle est en colère et impulsive, elle est capable d'agir, souvent, de façon inadaptée ou contre elle-même, mais cela lui donne l'impression que son statut de victime est mis de côté.

Je lui fais remarquer que ces deux états du moi, qui sont complémentaires, ont un point commun : extérioriser la souffrance et montrer qu'elle est en vie. En hypnose, elle sourit et son visage se détend complètement. Je lui explique qu'elle peut faire la paix avec eux et, quand elle sera prête, leur proposer un fonctionnement plus adapté. Ces deux parties, qui ne se connaissaient pas, vont pouvoir collaborer pour l'aider, sous une autre forme.

Je demande à Joane de trouver un état du moi ressource capable de l'aider. Ce dernier, qui s'appelle « Complice » est affaibli par les deux autres parties envahissantes. Il est responsable de son côté « boute-en-train », dynamique et comique qui, jadis, attirait l'affection de sa meilleure amie, mais qui, à présent, est totalement absent dans son comportement. Grâce aux stimulations alternatives lentes, Joane parvient à restaurer le rôle de cet état du moi et à lui donner une grande place dans son psychisme.

Durant le traitement de ces états du moi, Joane verse des larmes, toutefois, vite essuyées avec un petit mouchoir tenu à proximité des yeux. Elle manifeste, aussi, de l'anxiété ainsi que de la colère. Son expression physique est en rapport avec ses émotions et ses différentes cognitions. Ce traitement a permis de transformer les croyances négatives suivantes : « Je suis nulle. Je fais du mal. Je n'arriverai à rien » par : « Je suis une jeune femme avec des qualités. J'exprime mes émotions. Je suis capable d'avancer dans la vie, de prendre mes décisions et de réussir ».

Le sentiment d'échec a disparu et la pensée dichotomique est moins marquée car, lors du débriefing de cette longue séance de deux heures, la patiente me dit : « J'espère que ça va m'aider. C'était à peu près bien ».

La rigidité de sa personnalité s'est un peu estompée et elle me serre la main, détendue, en me regardant dans les yeux. Elle demande de fixer le prochain rendez-vous maintenant et oublie de me payer. Elle est moins dans le contrôle. Je le lui fais remarquer avec humour et elle s'excuse avec un léger sourire. Puis en sortant, elle se regarde dans le miroir, s'adresse à son bouton d'acné (?) et dit à haute voix : « J'espère que ça va passer ».

Lors de la quatrième séance, nous revenons sur le traitement de la scène de la récente dispute avec son compagnon et je vérifie comment elle se sent. Elle n'a plus aucune agressivité vis-à-vis de lui, mais s'interroge sur la nature de ses sentiments à son égard. Elle pense qu'ils ne sont pas vraiment faits pour s'entendre, qu'il est arrivé dans sa vie à un moment où elle en avait besoin, mais qu'elle reste avec lui par peur de se trouver seule dans l'avenir.

Ses trois cognitions positives : « Je suis une jeune femme avec des qualités. J'exprime mes émotions. Et je suis capable d'avancer dans la vie, de prendre mes décisions et de réussir » restent bien ancrées en elle et les rapports avec son ami sont moins conflictuels.

Par contre, Joane me dit qu'aujourd'hui elle vient à contrecœur. Elle est fatiguée et pleure. Elle exprime ses craintes concernant le risque de séparation éventuelle avec son compagnon, mais, curieusement, elle arrive à en discerner les avantages et les inconvénients. Elle s'inquiète de devoir chercher toute seule un emploi et un logement, car elle vit chez lui et n'accepte plus de retourner habiter chez ses parents. Cela me montre qu'elle a coupé le lien psychologique négatif avec son père car elle raisonne au sujet de sa possible autonomie en cas de séparation avec son ami.

Elle remarque que le bouton d'acné échappe à son contrôle ainsi que son projet de grossesse, son travail... Elle se plaint d'être fatiguée. Joane fait le lien entre la souffrance, l'échec et la somatisation. Je la rassure en lui disant que je m'occuperai bientôt de son bouton d'acné. Elle se sent découragée.

Pour lui permettre de trouver des ressources, j'induis un état profond d'hypnose et je procède au renforcement du moi avec les techniques de la pyramide (10) et de l'île de la sérénité (11). Je tente alors de faire appel à un état du moi ressource qui peut lui permettre de gérer efficacement l'angoisse. Lors de la dernière séance, elle a eu beaucoup de difficultés à contacter un état du moi positif qui s'appelait « Relaxation ». Joane se rappelle l'émergence de cette partie, vers l'âge de dix ans, lorsque sa tante maternelle, qui est décédée quand Joane avait quatorze ans, l'emmenait au cinéma, au marché ou au spa et s'occupait d'elle, occasionnellement. Ses relations avec cette parente étaient agréables, ce qui lui apportait du bien-être et de la détente. Je propose à « Relaxation » de revivre dans l'imagination ces bons moments vécus avec la tante pour apporter du calme et de la sérénité à la patiente.

Le cinquième rendez-vous est consacré au traitement de son problème prioritaire - le bouton d'acné - par les réponses idéomotrices qui font apparaître que la cause du problème est une identification inconsciente à sa mère.

Celle-ci se montrait impuissante face à un mari, souffrant d'anxiété pathologique, qui supprimait tous les plaisirs, notamment dans l'alimentation, pour la préserver de la maladie. Cette image de la mère a laissé une empreinte traumatique (sentiment d'abandon, de peur et de colère) dans le développement psychologique de Joane. Ainsi, elle dit qu'elle a peur de grandir, d'être une femme puis une mère. Elle craint de ne pas savoir protéger ses enfants si elle en a. Je lui demande de faire le lien avec le bouton d'acné. Elle répond que le bouton d'acné : « c'est chez les adolescents, quand on n'est pas vraiment adulte ». Je lui demande son âge. Et je restructure en parlant plutôt de « maturité ».

Puis j'utilise la technique que j'ai mise au point. Je procède à une régression en âge jusqu'à sa venue au monde. Étape par étape, je lui suggère de (re)vivre une série d'expériences d'une façon positive correspondant aux grandes phases de son développement psycho-cognitivo-sensoriel, durant l'enfance. Par exemple, je lui fais ressentir la douceur d'une personne aimante qui la berce ainsi que la sensation rassurante que cela procure et je renforce la croyance positive : « Je suis en sécurité ». Ensuite, elle visualise l'expérience de la réponse au sourire de sa maman et le lien qui se crée et choisit la cognition : « J'ai de l'importance ». Concernant l'apprentissage de la nourriture, elle s'imagine mangeant lentement au rythme qu'elle souhaite. Elle savoure les goûts, les textures, profite des couleurs dans son assiette et, par une grimace, peut exprimer ce qu'elle aime ou pas et la croyance : « Je peux dire ce que j'apprécie ou pas ». Puis elle lance les objets autour d'elle dans l'espace et découvre les limites de son enveloppe corporelle et le plaisir des relations avec l'extérieur avec la croyance : « La séparation est source d'explorations agréables et d'autonomie ». Joane fait une expérience positive de liberté lors de l'acquisition de la marche sous l'œil attentif de sa mère et renforce la croyance : « Je me sens libre ». Puis elle vit une scène où elle essaie de parler et mesure la joie et la fierté de ses parents d'entendre ses premiers mots avec la croyance : « Ils sont fiers de moi ». Ensuite, au stade de l'imitation, elle arrive à se moquer des « grands » qu'elle côtoie, avec humour, et prend plaisir à imiter leur comportement. Après, elle arrive à la phase de l'apprentissage de la propreté. Elle rapporte qu'elle a été propre à quatorze mois car, déjà, elle était dans le contrôle de son corps. Elle prend le temps de gérer son autonomie en choisissant certains moments, qu'elle préfère, pour aller sur le petit pot mis à sa disposition. À cette visualisation, elle associe la croyance : « Je me sens indépendante ». Durant la phase de l'identification, à maintes reprises, elle dit non pour construire son identité en retenant la croyance : « J'exprime mes choix ». Quand elle arrive à la phase de définition de soi, Joane joue avec des camarades, leur prête des jouets et prend des initiatives avec la croyance : « J'ai de l'assurance »… Je renforce chaque croyance par des stimulations alternatives. À la fin de cette séance, la patiente me dit : « J'ai un peu réécrit mon histoire, aujourd'hui, avec tout ce que je n'ai pas eu petite. Mais bon, c'est comme si c'était vraiment arrivé et c'est une version qui m'arrange ! Par contre, je ne vais pas me reconnaître ! ».

À la sixième séance, quand je lui demande de me dire ce qui, pour elle, a été le plus utile depuis le début de sa thérapie, elle me répond : « De vivre des expériences positives que je n'ai pas eues durant mon enfance… et de prendre conscience du mal que j'ai fait à mon père avec l'anorexie. Je ne me rendais pas compte. Je crois que j'ai gagné et que je peux dormir tranquille maintenant, mais je suis triste pour ma mère ». Je lui propose de vérifier, sous hypnose, la valeur de toutes ses croyances négatives de départ et, si c'est nécessaire, de les traiter avec les stimulations alternatives ou avec les techniques de la psychologie de l'énergie.

N'ayant pas de demande précise à cette séance, je lui propose de visualiser, d'une manière positive, les différentes étapes de son développement psycho-cognitivo-sensoriel, durant l'enfance, pour renforcer l'estime de soi. Durant cet exercice, elle sourit et se sent détendue. Lorsqu'elle ouvre les yeux, Joane me regarde fixement, les mains sur les genoux, remet ses lunettes et me dit qu'elle a acquis plus confiance en elle. Elle vient de quitter son ami et a pu trouver un studio à louer avec un organisme qui avance des cautions en attendant de retravailler. Désormais, Joane se sent plus autonome. Elle est connectée à ses émotions et à ses sensations et se comporte comme une adulte. Elle est consciente qu'elle a encore des problèmes à régler. Mais, pour le moment, elle souhaite faire une pause et me dit qu'elle reprendra contact avec moi, ultérieurement.

Deux mois plus tard, je reçois un appel de son psychiatre qui me demande quelle thérapie miraculeuse j'ai utilisée pour soigner cette patiente qui présentait des troubles de la personnalité borderline. Il n'y a plus de signe d'anorexie et Joane a même pris quatre kilos ; elle dort la nuit, n'est plus impulsive et son discours est relativement positif. Je lui dis que la patiente a eu beaucoup de courage de rester en thérapie car les débuts ont été difficiles, mais que ses efforts et que les techniques de l'Institut Sakti d'Hypnose Clinique ont porté leurs fruits. Joane peut reprendre le cours de sa vie, se sentant plus équilibrée.

Références :

1. YOUNG J.E., KLOSKO J.S., *Reinventing Your Life*. New York: Dutton, 1993. Tr. fr. *Je réinvente ma vie*. Montréal : Éditions de l'Homme, 1995.
2. YOUNG J.E., KLOSKO J.S., WEISHAAR M.E., *Schema Therapy – A Practitioner's Guide*. New York: The Guilford Press, 2003. Tr. fr. *La thérapie des schémas : Approche cognitive des troubles de la personnalité*. Bruxelles : de Boeck, 2005.
3. BOWLBY J., *Attachement et perte*. Vol. 1 ; Paris : PUF, 2002.
4. BEE H., BOYD D., *Lifespan Development*. 3rd edition. New York: Allyn & Bacon, 2002. Tr. fr. *Psychologie du développement – Les âges de la vie*. Bruxelles : de Boeck, 2003.
5. MURRAY-JOBSIS J. in HAMMOND D.C., *Handbook of Hypnotic Suggestions and Metaphors*. New York: W.W. Norton, 1990. Tr fr. *Manuel des métaphores et suggestions hypnotiques*. Bruxelles : Satas, 2004, pages 315-317.
6. MURRAY-JOBSIS J. in HAMMOND D.C., ouvrage cité, page 132-134.
7. VARMA D., *Hypnose et restructuration cognitive*. Manuel du séminaire, chapitre XII. Malakoff : Institut Sakti d'Hypnose clinique.
8. HARTLAND J., « The Value of « Ego-Strengthening » Procedures Prior to Direct Symptom Removal under Hypnosis » in *The American Journal of Clinical Hypnosis*. Vol. VIII, n° 2, 1965, pages 89-93.
9. HAMMOND D.C., « La technique du poing serré de Stein" in HAMMOND D.C. (éditeur), ouvrage cité, pages 140-143.
10. STANTON H.E., « La pyramide » in HAMMOND D.C., ouvrage cité, pages 137-138.
11. STICKNEY E.L., « L'île de la sérénité » in HAMMOND D.C., ouvrage cité, pages 153-154.

LES ÉTATS DU MOI QUI FONT TOURNER EN ROND...

Christine CLAR GLEN

La procrastination. Il est parfois des parcours thérapeutiques un peu déroutants... Un peu comme si tout se faisait à l'envers. Dans le cas que je vais citer maintenant, et qui est clos depuis plus d'un an, je me suis demandé si, au début de la thérapie, j'étais passée à côté de certains signaux qui auraient dû ou pu m'alerter plus tôt de la présence d'états du moi problématiques.

Isabelle est une femme de cinquante-huit ans, cadre. Au départ, elle vient consulter pour l'arrêt du tabac. Sa motivation me semble bonne, mais pas excellente. Elle a envie d'arrêter de fumer car elle sait que cela serait bon pour sa santé. Mais, elle apprécie véritablement les « moments cigarette » comme des instants délicieux de détente pendant lesquels elle dit même « qu'elle se sent respirer ». Elle a envie de changer de situation professionnelle car son travail lui cause beaucoup de stress et de fatigue. Elle est en arrêt de travail de dix jours pour éviter « un burn-out », me dit-elle. Elle a des problèmes de sommeil (difficultés d'endormissement et réveils fréquents) ainsi qu'une douleur à la jambe droite qui est là « depuis toujours ». Au cours de l'anamnèse, je découvre une personne qui raisonne énormément ; elle justifie chaque mot, ce qui, selon elle, est : « dû "grâce" » à douze ans de psychanalyse. Isabelle utilise l'humour et l'autodérision presque comme un bouclier car, derrière ses mots, je sens des blessures d'échec. Les scores aux questionnaires de dépression (1) (score total : 7) et d'anxiété généralisée (2) (score total : 6) indiquent une absence de dépression et un niveau peu élevé d'anxiété.

Cependant, je sens une certaine fragilité empreinte de tristesse et d'angoisse. Elle arbore un sourire espiègle comme pour éviter d'avoir à finir ses phrases.

Isabelle vient de perdre son père, qu'elle adorait, et entretient des relations compliquées avec sa mère qui n'a jamais été tendre et qui souffre, aujourd'hui, de la maladie d'Alzheimer. Elle vient de la placer dans une maison médicalisée. Elle n'a pas d'enfant ; elle a fait trois fausses couches. Elle est proche de ses nièces et de ses neveux. Son mari ne comprend pas pourquoi elle n'arrête pas de fumer et pourquoi elle ne change pas de travail.

Enfin, les schémas problématiques (3) sont : « méfiance et abus » (40), « sentiment d'exclusion » (25), « sentiment d'échec » (44), « assujettissement » (39) et « exigences élevées » (31) (3).

En me fondant sur ces informations, je discute à nouveau avec elle de l'arrêt du tabac. Elle est d'accord pour travailler d'abord sur elle, sur ses traumatismes et sur ses schémas. Isabelle veut reprendre sa vie en main, retrouver une estime d'elle-même, modifier beaucoup de choses, se remettre au sport, changer de poste, ranger, vider puis mettre en vente la maison de ses parents... En résumé, retrouver de l'énergie et trouver sa place pour, ensuite, arrêter de fumer naturellement.

Je commence la thérapie par quelques séances de renforcement du moi avec l'enseignement de l'auto-hypnose, de la thérapie du champ mental (TCM), de l'EFT et des corrections énergétiques. Au fil des séances, elle me communique des informations qu'elle avait omises lors de l'anamnèse. Je suis maintenant face à une Isabelle plus authentique et confiante dans notre relation.

Ce qui me surprend rapidement chez la patiente, ce sont les descriptions imagées de ses sensations physiques lors des phases de désensibilisation : « J'ai comme un cochonnet en bois au niveau du troisième œil » ou encore « C'est comme si on perçait avec un foret dans mon genou ». Et les images associées aux traumatismes sont toujours du même registre : des nounours, l'ours Paddington abandonné sur un quai de gare ou bien Colargol s'arrêtant soudainement de frétiller de joie comme s'il s'éteignait...

Au niveau de son apparence physique, d'une séance à l'autre, Isabelle me surprend, parfois presque négligée, parfois très soignée. Elle paraît dix ans de plus ou dix ans de moins... difficile à suivre.

Lors du travail sur la mère, nous traitons les situations dans lesquelles cette dernière l'a rabaissée, l'a punie et lui a interdit de faire de nombreuses activités que pratiquaient ses copines car elle ne l'en sentait pas capable. Isabelle a peur de sa mère. Depuis quelque temps, elle ressent de la culpabilité à la fuir en ne prenant pas souvent de ses nouvelles ou en refusant de lui rendre visite. Lors de leur dernière rencontre, sa mère lui a montré des dessins envoyés par ses petits-enfants et a ajouté : « Toi, tu n'as jamais su dessiner ».

Grâce au traitement des traumatismes par la TCM et par les stimulations alternatives et avec l'installation des croyances positives, Isabelle ressent une légèreté, qu'elle n'a jamais connue, vis-à-vis de sa mère et n'éprouve plus aucune culpabilité à ne pas lui rendre souvent visite, mais aussi à partir plus tôt du travail, à prendre des RTT...

Cependant, elle n'arrive toujours pas à faire du sport. Elle m'avoue honteusement qu'il y a déjà cinq mois, elle a pris un abonnement d'un an dans une salle de gym et qu'elle n'y a jamais mis les pieds. Elle ne parvient pas non plus à remettre son CV à jour de quelques lignes ni à l'envoyer pour postuler de nouveaux postes. Le rangement de la maison de ses parents la dépasse. Elle y pense, mais ne passe pas à l'acte. Quand je lui demande ce qui bloque, elle me parle de sa fatigue et de la douleur à sa jambe droite. Elle me dit que si elle ne le fait pas, c'est que ce n'est peut-être pas le bon moment... Elle justifie ainsi la procrastination dont elle souffre.

Et nous continuons le parcours thérapeutique, dénouant ainsi beaucoup de nœuds émotionnels en traitant les traumatismes liés à son père, y compris son décès, à ses frères, à ses belles-sœurs et à son époux. Généralement, le malaise commence avec un Sud's compris entre 8 et 10 qui descend, progressivement, à 0. Nous installons de belles croyances positives qui l'aident, me dit-elle : « à s'accepter comme elle est, à trouver sa place et à se sentir reconnue ». Isabelle se trouve « différente » de la majorité des gens au niveau de sa manière de raisonner. Je l'avais remarqué et, avec ce ressenti et quelques explications supplémentaires, nous évoquons la « précocité ». Je lui prête le livre *Trop intelligent pour être heureux* de Siaud-Facchin (4) et, à la séance suivante, elle me dit qu'elle s'est reconnue dans presque tout. Elle n'y croit pas. Je lui explique, alors, que cela peut se mesurer par un test. Isabelle souhaite faire une pause dans la thérapie. C'est l'été. Elle se sent mieux. Il reste quelques séances pour le traitement des traumatismes, mais nous avons bien avancé. Elle fume encore et commence sérieusement à sentir la volonté d'arrêter.

Trois mois plus tard, elle me recontacte et revient avec les résultats des tests du QI qui s'élèvent à 148 et qui ont été réalisés dans un cabinet spécialisé. Sur l'échelle de Weschler, dont la graduation va de 40 à 160 et où 100 est la « normale », seulement 2 % de la population présente un QI supérieur ou égal à 130, ce qui indique un potentiel intellectuel élevé, et au-delà de 145, on considère qu'il s'agit d'un très haut potentiel. Ces résultats la « rassurent » et lui font comprendre sa « différence ». Cependant, elle est en colère contre elle-même... « Si je suis si intelligente... pourquoi est-ce que je n'arrive pas à « me bouger »... toujours pas de sport, toujours pas de CV ni de rangement ou de vente de la maison. Je sais ce que je dois faire, je sais qu'il faut le faire, mais une voix en moi m'en empêche ». Et c'est alors que je prends conscience qu'une partie d'elle est responsable de cette procrastination.

Après une vingtaine de séances de thérapie, espacées en moyenne de trois semaines, nous sommes presque à la fin de la thérapie et voilà que des états du moi, qui ne se sont jamais manifestés auparavant, « pointent leur nez ». Lors de la désensibilisation et de l'installation des croyances positives, le traitement se déroule normalement, excepté cette inaction rapportée au début de chaque séance. Cette inaction a toujours été contrebalancée par le mieux-être constaté durant la toute la thérapie.

Pour tous les autres problèmes, la thérapie a avancé en douceur, de façon continue, sans obstacle, du fait qu'ils n'étaient pas causés par des états du moi.

À ce stade, nous abordons la thérapie des états du moi qui durera six séances. Après avoir induit un état moyen ou profond d'hypnose, j'explique toujours au patient ce que nous allons faire en m'appuyant sur le texte de Maggie Phillips et de Claire Frederick, tiré de la *Psychothérapie des états dissociatifs*. Voici l'extrait dont je m'inspire :

« La personnalité humaine est composée de plusieurs parties. Je veux dire que la vôtre l'est, la mienne l'est (…) Et ce qui est merveilleux, en ce qui concerne ces parties, c'est que chacune d'entre elles veut nous aider, simplement nous aider (…) Certaines de ces parties sont venues nous aider à gérer les choses difficiles quand nous étions enfants et, parfois, la manière qu'elles avaient de nous aider, alors, n'est plus très opérante maintenant » (5). Je précise que certains de ses problèmes actuels peuvent avoir un lien avec une partie d'elle qui continue à essayer de coopérer avec elle, mais qui, elle-même, a besoin d'être aidée pour trouver le meilleur moyen de la protéger, à présent, dans sa vie. J'ajoute : « Et parfois, les parties ont simplement besoin d'apprendre à se comprendre les unes et les autres et d'apprendre à améliorer leur communication entre elles, de telle façon qu'elles puissent mieux travailler ensemble... Mais, bien que nous puissions travailler avec ces parties de vous (…), nous avons à nous souvenir que chacune d'elles est très importante » (6).

L'état du moi ressource s'appelle « Pâquerette ». Son rôle est de donner envie, d'apporter de l'énergie, du rayonnement, de la légèreté et de la joie de vivre. « Pâquerette » est minuscule. Elle est frustrée et a besoin d'exister. Elle se sent écrasée par d'autres états du moi qu'elle nomme « Peur » et « Ouistiti ». « Pâquerette » semble exister « depuis toujours » dans la vie d'Isabelle, mais, très souvent, elle a été empêchée de jouer son rôle. Récemment, elle s'est sentie forte quand Isabelle a décidé de s'octroyer des vacances et d'aller au théâtre avec des amis. Mais, en général, elle ne parvient pas à « avoir le dernier mot ». Elle aimerait travailler harmonieusement avec « Peur » et avec « Ouistiti, mais elle est très sceptique.

Nous parvenons à parler avec ces deux états du moi qui vont de pair. Ainsi, « Peur » constate et « Ouistiti » alerte. Avant tout, les deux craignent de perdre leur pouvoir. Ils se moquent de « Pâquerette » qu'ils jugent ridicule, voire irresponsable, de vouloir entraîner Isabelle dans des aventures dangereuses comme « faire du sport ». « Une Pâquerette, c'est clair, on marche dessus. Ça ne sert pas à grand-chose », disent-ils de manière très hautaine et méprisante. Cependant, ces deux parties sont d'accord pour reconnaître que le but partagé par tous les états du moi est le mieux-être d'Isabelle. Alors, « Peur » accepte de commencer à être aidée si, et seulement si, je lui promets qu'elle ne perdra pas son pouvoir. « Ouistiti » veut d'abord voir ce que cela donnera avec « Peur ». « Pâquerette », un peu soulagée, reste néanmoins méfiante et est impatiente d'être à la prochaine séance. Elle demande si elle peut assister à la thérapie de « Peur » et intervenir. Je lui réponds que cela dépendra de cette dernière.

Après ce premier contact avec les états du moi, Isabelle ressent le soulagement d'avoir clarifié « quelque chose ». Elle est convaincue que nous touchons « l'endroit exact où cela bloque ». Elle me dit que mes explications de départ sur la thérapie des états du moi ont instauré un climat de bienveillance, ont désarmé toutes les résistances et ont mis en confiance les parties « maléfiques » qui, malgré leur crainte, ont collaboré avec honnêteté.

Je débute la thérapie avec « Peur » en lui demandant de me raconter l'événement le plus ancien qui s'est passé dans la vie d'Isabelle et qui génère encore une gêne émotionnelle ou des sensations désagréables. Le voyage dans le passé est long... puis le visage d'Isabelle grimace, la respiration devient difficile... « Peur » commence à parler ou plutôt à « baragouiner » et il est difficile de comprendre quoi que ce soit. Le malaise est pourtant bien là. Je demande si cela se passe il y a très longtemps... « Oui... quand Isabelle était bébé... oui... née... oui ». Puis c'est le silence. À ce moment, je me demande si je dois faire appel à un autre état interprète ou bien si je dois proposer qu'à la prochaine séance, « Peur » pourra s'exprimer sans difficulté en utilisant la voix d'Isabelle. Mais, après quelques grandes respirations et à un rythme très lent, « Peur » me parle de toxicose nosocomiale mal traitée et d'un séjour à l'hôpital durant trois semaines quand Isabelle avait trois mois. Cette information n'avait pas été donnée lors de l'anamnèse ni durant le traitement des traumatismes. La toxicose, appelée également le choléra infantile, est une affection extrêmement grave chez le nourrisson entraînant de façon brutale des troubles digestifs, une forte déshydratation, une température pouvant aller jusqu'à 41°C et une chute de poids de 300 grammes en quelques heures. Il y a urgence absolue. Dans le cas d'Isabelle, le pronostic vital était engagé. Les médecins étaient très pessimistes. Sa mère est allée jusqu'à organiser les derniers sacrements. Mais, Isabelle a survécu. Sa mère n'a pas compris. Ce n'était pas prévu. Elle avait déjà « tiré un trait sur sa fille » et avait presque commencé le deuil. Isabelle présente un Sud's à 10. La douleur est dans sa jambe droite. À cet instant précis, je ressens le même « frisson » qu'elle. Elle vient de comprendre l'origine de cette douleur chronique si particulière qui est là depuis toujours. C'est la mémoire du corps qui se manifeste. En une séance, le Sud's descend à 2.

À la consultation suivante, il remonte à 5 et redescend à 0. « C'est fini, j'ai survécu », s'exclame Isabelle. Elle est étonnée que « Peur » se soit laissé faire si facilement. Elle a du mal à croire que cette douleur dans la jambe droite soit le foyer de tant d'émotions. Sceptique et curieuse à la fois, elle m'avoue, tout de même, que, depuis la première séance sur les états du moi, elle s'est surprise à causer avec « Pâquerette », avec « Peur » et avec « Ouistiti » et qu'elle les remercie régulièrement d'être là. Elle me dit aussi qu'heureusement nous avions déjà travaillé ensemble pendant une vingtaine de séances car, si nous avions commencé avec les états du moi, elle m'aurait prise pour une folle et n'aurait eu aucune confiance en moi.

Lors des séances suivantes, nous traitons d'autres situations dont la plus grave qui se déroule quand Isabelle a quatre ans. Les séquelles de la toxicose l'empêchent de marcher et elle passe, à nouveau, plusieurs mois à l'hôpital. La peur d'échouer au baccalauréat et à d'autres concours et la peur du ridicule constituent les situations récentes qui dérangent « Peur ». Cette partie se sent mieux et commence à comprendre qu'elle a été utile et mobilisatrice d'énergie pour la survie d'Isabelle, mais, qu'aujourd'hui, il n'est plus question de survie, simplement de vivre sereinement. « Peur » me dit qu'elle a peur de disparaître. Je la rassure en lui expliquant qu'elle sera toujours importante et utile pour Isabelle, mais qu'il s'agit d'une question de « dosage ». « Peur » ressent de la honte, surtout vis-à-vis de « Pâquerette ». Elle me demande : « Comment inviter « Pâquerette » à grossir ? », mais, aussi : « Va-t-elle me croire ? », « Va-t-elle me craindre ? ». « Peur » se sent coupable d'avoir maltraité « Pâquerette » et d'avoir gâché la vie d'Isabelle... Nous refaisons quelques stimulations alternatives pour évacuer toutes ces gênes, une par une. Puis « Peur » demande à parler à « Ouistiti ».

Nous convoquons « Ouistiti », qui, timide et apeuré, sent que « son heure est venue ». Je demande à « Peur » si elle veut lui parler, ce qu'elle accepte et elle explique tout ce que nous avons fait. Elle insiste sur son nouveau rôle qui consiste à mobiliser de l'énergie pour aider Isabelle à surmonter les problèmes. « Ouistiti » ne dit rien. Je commence alors à dialoguer avec lui et il m'explique que sa fonction est de donner l'alerte dès qu'une peur se manifeste. Il est inquiet de voir « Peur » changer de rôle... S'il n'est plus utile, il perd son importance. À ce moment, « Peur » reprend la parole et quelques mots, simplement quelques mots, suffisent à tout débloquer. Elle propose à « Ouistiti » de devenir le « guetteur des vrais dangers » et « que plus l'alerte sera rare, plus elle sera crédible ». C'est comme lorsqu'une alarme sonne intempestivement... on ne lui accorde plus aucune d'importance. « Peur » propose à « Ouistiti » de continuer à guetter, « du haut de la canopée », pour la protection d'Isabelle et de ne se manifester qu'en cas d'extrême importance, de cesser de lancer l'alarme si Isabelle veut faire du sport ou changer de travail... « Ouistiti » dit alors que, s'il comprend bien, il a été un vrai tyran... Il ressent la même honte et la même tristesse que celles évoquées par « Peur ». Nous pratiquons des stimulations alternatives pour éliminer ces émotions et pour installer la croyance : « Je peux me faire très discret et être juste, utile et efficace ».

J'appelle « Pâquerette » qui a tout suivi et qui semble heureuse. Elle complimente « Ouistiti » en lui disant qu'il devient un garde-fou. Elle ressent l'énergie positive libérée par la thérapie de « Peur » et de « Ouistiti » et « se sent d'attaque » pour aider pleinement Isabelle à agir. Je demande à cette dernière comment elle se sent : elle est libérée et, en même temps, un peu triste. Elle a le sentiment de quitter quelque chose, d'abandonner sa fragilité, en fait, de dire au revoir à la petite fille qui est en elle. Elle est émue et soulagée.

Quelques semaines plus tard, Isabelle commence la pratique du Pilates et la douleur dans la jambe droite est presque partie. Elle décide sereinement de rester à son poste et de prendre plus de temps pour elle. La maison est vidée et vendue. La tristesse de voir partir la maison de son enfance est évacuée par la TCM. Isabelle réduit sa consommation de tabac et veut maintenant entamer un sevrage tabagique complet par l'hypnose. Sa motivation est excellente et elle arrête de fumer en deux séances.

Avec son sourire espiègle, elle m'avoue qu'elle continue de parler régulièrement à « Peur », à « Ouistiti » ou à « Pâquerette ». Quand elle procrastine, elle se dit que même « Pâquerette » a besoin de repos, mais cela n'a plus aucune mesure avec les anciens blocages.

Nous sommes allées jusqu'au bout de la thérapie. Les scores aux questionnaires TAG et Beck sont passés à 6 et à 4. Les schémas problématiques initiaux sont tous descendus sous le total de 20. Je reçois régulièrement de ses nouvelles par l'intermédiaire des personnes qu'elle m'envoie en thérapie et qui la trouvent « transformée » et épanouie.

Qu'est-ce que j'ai appris de cette expérience avec Isabelle ?

Le thérapeute aussi bien que le patient ont parfois l'impression de tourner en rond. Les états du moi peuvent parfois apparaître dès le début de la thérapie. Quelquefois, des états du moi problématiques peuvent se manifester tardivement. Tout se passe comme si ces parties de la personne observaient mon travail pour se convaincre de mes compétences, avant de se révéler. Ce n'est presque qu'à la toute fin de la thérapie que j'ai pu ressentir la présence d'états du moi en lien avec la procrastination car c'est à ce moment-là, seulement, que la patiente a utilisé le langage des parties. Isabelle justifiait systématiquement son absence d'action par des excuses qui la rassuraient elle-même. Elle mettait en avant le mieux-être que lui procurait notre travail et je n'ai pas entendu les origines de la plainte. Peut-être, Isabelle n'était-elle pas prête non plus à travailler là-dessus... ? Inconsciemment, elle procrastinait à l'idée d'affronter sa procrastination.

Références :

1. BECK A.T., *Depression: Causes and Treatment.* Philadelphia, PA: University of Pennsylvania Press, 1970, pages 333-335.
2. VARMA D., Questionnaire d'évaluation du trouble anxiété généralisée élaboré à partir du *Mini DSM-III-R Critères diagnostiques*. Paris : Masson, 1994.
3. YOUNG J., KLOSKO J., *Reinventing Your Life*. New York: Dutton, 1993. Tr. fr. *Je réinvente ma vie*. Montréal : Éditions de l'Homme, 1995.
4. SIAUD-FACCHIN J., *Trop intelligent pour être heureux. L'adulte surdoué*. Paris : Odile Jacob, 2008.
5. PHILLIPS M., FREDERICK C., *Healing the Divided Self - Clinical and Ericksonian Hypnotherapy for Post-Traumatic and Dissociative Conditions.* New York: W.W. Norton, 1995. Tr. fr. *Psychothérapie des états dissociatifs.* Bruxelles : Satas, 2001, page 82.
6. PHILLIPS M., FREDERICK C., ouvrage cité, page 82.

DISSOCIATION ET MALTRAITANCE

Faïza CARNET

Dans le cadre de mon exercice libéral, je rencontre beaucoup de patients présentant des états dissociatifs liés à la maltraitance. Certains viennent d'eux-mêmes en ignorant totalement l'origine de leur mal-être, tandis que d'autres me sont adressés par les médecins et les psychiatres avec qui je collabore. De ce fait, aujourd'hui, j'ai choisi de vous parler de la dissociation liée à la maltraitance.

Les expériences de maltraitance répétitives chez l'enfant peuvent entraîner une fragmentation du moi. Les cliniciens rencontrent rarement des cas de dissociation provenant d'un traumatisme à l'âge adulte, sauf s'il est superposé à un traumatisme infantile préexistant, et donc à une fragmentation latente. Selon Marie-Noëlle Tardy, pédopsychiatre et auteur du livre *La maltraitance envers les enfants* : « La maltraitance désigne les négligences et toute forme de mauvais traitement physique, psychique ou sexuel qui entraînent un préjudice réel pour l'enfant en entravant son développement, sa dignité et pouvant aller jusqu'à porter atteinte à sa vie. La spécificité étant que ces actes ont cours dans le cadre d'une relation de responsabilité, de confiance ou de pouvoir » (1).

La maltraitance peut être symétrique comme dans une crise de couple lorsque les deux conjoints participent, à part égale, de manière verbale, psychologique, voire physique. Elle est asymétrique lorsqu'il s'agit d'une personne forte qui maltraite son partenaire faible et craintif, par exemple, quand un adulte est violent envers un enfant. La maltraitance peut être tantôt affichée, tantôt masquée.

Dans le cas clinique présenté, vous pourrez vous rendre compte que certains actes sont violents, alors que d'autres sont d'une apparente banalité. Mais, ils ont détruit cette patiente. Le harcèlement moral par une personne perverse produit également des ravages. Rappelons qu'un conjoint mettra parfois plusieurs années à réaliser que la personne, qui partage sa vie, n'est pas celle qu'il croit connaître.

La maltraitance dans l'enfance peut entraîner la dépression, le suicide, les maladies cardio-vasculaires, le diabète et des maladies affectant le foie. Par ailleurs, ces enfants présentent fréquemment des comportements à risques au cours de l'enfance et de l'adolescence : début précoce du tabagisme, abus de drogues, activité sexuelle précoce, grossesse pendant l'adolescence et tentative de suicide. Très souvent, la personne, qui est victime de maltraitance et qui est impuissante face aux attaques, va se dissocier pour se protéger. La partie dissociée, que nous appelons état du moi, garde en elle la souffrance pour permettre au sujet de fonctionner normalement dans la vie quotidienne.

Les conséquences de la dissociation causée par la maltraitance peuvent se manifester sous différentes formes : retards de croissance, problèmes émotionnels, symptômes psychosomatiques et/ou fonctionnels.

La majorité de mes patients victimes de maltraitance ont bénéficié d'un suivi avec la prescription de traitements comprenant des anxiolytiques, des antidépresseurs, des thymorégulateurs... Leurs ordonnances sont très chargées. Beaucoup d'entre eux sont étiquetés bipolaires. Ils errent de consultation en consultation, de psychiatre en psychiatre et d'hospitalisation en hospitalisation. L'hypnose leur apparaît comme l'ultime recours, tant ils sont épuisés physiquement et psychiquement. La plupart d'entre eux ont suivi une psychanalyse. Ils ont été entendus sur la maltraitance dont ils ont été victimes, mais leur dissociation a été ignorée, ce qui explique les résultats peu satisfaisants.

Je vais maintenant vous présenter le cas d'une patiente de soixante-quatre ans, que j'appellerai Marie-Pierre, victime de maltraitance ayant provoqué la dissociation. C'est une femme ronde avec un chignon et d'épaisses lunettes qui se présente à mon cabinet. Elle parle vite. Je comprends qu'elle vit « une grande souffrance ». Elle cherche quelqu'un qui puisse l'aider car « elle sombre et n'a pas d'envie ! ».

Lors de l'anamnèse, j'essaie de procéder de manière séquentielle. Mais, Marie-Pierre a tellement de choses à me dire. Elle est en colère car tout le monde l'abandonne : son psychologue, son psychiatre, ses amis et plus personne ne veut lui venir en aide. « Vous êtes mon seul recours »... et « Est-ce que je me donne le droit de vivre ? », me dit-elle.

J'apprends qu'elle est institutrice à la retraite. À la suite d'une tentative de suicide à trente ans, elle a suivi une analyse pendant cinq ans et plusieurs psychothérapies pendant huit ans, de manière assidue. Divorcée, elle a trois enfants. Son père est un ancien militaire. Sa mère est décédée. Marie-Pierre est l'aînée d'une fratrie de quatre enfants.

Nous remontons le fil de sa vie. Elle est petite. Ses parents l'emmènent régulièrement au cimetière devant une tombe où est gravé le même prénom que le sien. « C'était bizarre, dit-elle, je ne savais pas encore lire, mais j'ai reconnu mon prénom ». À douze ans, en écoutant aux portes, elle apprend qu'elle a eu une tante qui portait le même prénom qu'elle et qui est morte dans un accident de moto. Cette tante était fiancée à son père. Ils ont eu un accident, seul ce dernier a survécu et il a fini par épouser la sœur de la défunte, c'est-à-dire la mère de Marie-Pierre. Le choc est inouï pour la patiente. Elle comprend la haine de son père à son égard car, me dit-elle : « Je lui renvoyais sa faute. Mais, pourquoi m'ont-ils appelé comme la morte ? » Elle s'explique également la pratique religieuse à outrance de sa mère.

En prenant en charge Marie-Pierre, je suis consciente des efforts que je vais devoir faire. Je dois être prudente pour ne pas réveiller prématurément les détails de son histoire traumatique. Comme la plupart des patients dissociés, au début de la thérapie, Marie-Pierre rapporte une histoire fragmentée et, parfois, incohérente. Mais, au fil des séances, son histoire deviendra complète et, surtout, cohérente.

Nous convenons de nous rencontrer une fois par semaine pour commencer car « elle veut aller vite ».

Au deuxième rendez-vous, elle me parle très rapidement de son père et prononce une phrase lourde de sens : « L'enfer aurait dû être pour lui, il a été pour moi ». Avec cette patiente, j'entame un travail long et difficile où je prends la place du témoin lucide. Comme l'explique Alice Miller, psychanalyste spécialiste de l'enfance saccagée : « La plupart des enfants sont livrés dans une totale solitude aux méthodes d'éducation destructrices de leurs parents. S'ils avaient eu à leurs côtés un témoin lucide, quelqu'un qui comprenne la situation et qui se montre compatissant, ils auraient été préservés du traumatisme de la maltraitance. Le thérapeute doit donc assumer ce rôle auprès de son patient » (2). Ainsi, ma première démarche est de l'autoriser à dire qu'elle a été maltraitée et de lui permettre de se rendre compte de ce que ses parents lui ont infligé au nom de leur éducation. Sa souffrance et sa dissociation ont été les conséquences d'une maltraitance importante.

« La vraie morte, me dit-elle, c'est moi ! Je suis une gisante. » Elle passe de longues journées dans son lit et sa maison est à l'abandon. Je lui demande : « s'il y a des moments où cela va mieux ? ». « Oui, quand je suis l'africaine, je suis libre et sauvage ». Elle remarque à ma tête que j'ai un peu de mal à la suivre. « J'ai vécu en Afrique, enfant », précise-t-elle. À ce moment, Marie-Pierre me donne un élément clé pour la poursuite de la thérapie.

En hypnose, j'identifie également la partie que je vais souvent utiliser comme une ressource pour la patiente avec qui je choisis de traiter chaque partie au fur et à mesure qu'elle apparaît. Marie-Pierre me facilite la tâche en nommant « L'Africaine » et « La morte », cette dernière étant très présente.

Lors du troisième rendez-vous, après l'induction hypnotique, je demande à la patiente de retrouver un endroit agréable dans lequel elle est déjà allée. Une voix m'interrompt : « Rien n'est agréable depuis que je suis morte ». Je décide donc de continuer à m'adresser à « La morte ». « Si tu es capable de reconnaître et d'accepter que Marie-Pierre est vivante, es-tu d'accord pour arrêter certains comportements destructeurs pour elle ? » Je voudrais dire à « La morte » que la patiente souhaite vivre et qu'au vu de ce qu'elle a subi, elle mérite de vivre pleinement.

Toujours en hypnose, je continue à dialoguer avec cette partie (3) :

- « Est-ce que tu es d'accord pour que nous explorions, maintenant, ce qui s'est passé dans la vie de Marie-Pierre pour que tu apparaisses ? ;
- Non. Moi, je suis trop petite et c'est dur, je préfère mourir. Je ne sais pas ce que c'est d'être aimée ;
- De quoi as-tu besoin ? ;
- Qu'on m'aime ».

Pour répondre à cette demande, j'utilise la figure réconfortante du grand-père (4) qui a été la seule personne du passé à avoir témoigné de l'amour à la patiente. Je demande à cet aïeul s'il veut bien s'occuper de « La morte » et lui apporter l'amour dont elle a besoin, ce qu'il accepte. Et il entre en contact avec cet état du moi pour le calmer. Je fais revivre à la patiente les moments agréables du passé avec cet homme et je termine par la suggestion suivante : « Votre grand-père, qui vous a donné cet amour dans votre passé, sera toujours avec vous comme une part de votre force et de votre confiance en vous-même ». Ce protocole est apaisant pour Marie-Pierre car elle se rend compte qu'elle a quand même été aimée. Je remercie les états du moi de leur collaboration. Et au réveil, Marie-Pierre est apaisée.

J'ai également recours au protocole de la force intérieure. La création de son lieu sûr et l'utilisation fréquente, qu'elle en fait chez elle, la calment. Au fur et à mesure des séances, certains événements du passé lui reviennent en mémoire.

Au rendez-vous suivant, elle veut absolument me parler de ce souvenir qui lui est revenu. Elle se voit à l'âge de huit ans, en Afrique, avec ses frères et sa sœur. Leur père, militaire, leur propose une promenade. Elle est ravie de découvrir l'Afrique qu'elle aime tant ! Mais, la joie cède vite la place à la terreur. Car, en fait de promenade, le père a concocté la visite d'un village de lépreux. « La petite a eu peur », me dit-elle.

Pour traiter ce traumatisme vécu par l'état du moi « Petite Marie-Pierre », je me sers du reparentage en hypnose :

- « Et vous, Marie-Pierre, qui êtes en sécurité sur le canapé, dans ce bureau, avec moi, que pouvez-vous dire à la « Petite Marie-Pierre » ? »
- Qu'elle est courageuse ! Que son père est un malade, qu'il n'avait pas à lui faire ça ;
- Voulez-vous la prendre dans vos bras pour la rassurer ? »

Elle pleure en hochant la tête et console la « Petite Marie-Pierre » : « Tu vas t'en sortir. Tu verras que tu es plus forte que lui ! ». Elle enroule ses bars autour d'elle et pleure. Je termine la séance en la ramenant à son lieu sûr avant de la sortir de l'hypnose.

Au rendez-vous suivant, elle semble apaisée. Elle me dit qu'elle s'est levée tôt pour promener son chien sur la plage. Je remarque qu'elle porte un haut et des baskets avec les mêmes motifs africains. Quand je la félicite sur le choix de ses vêtements, elle me répond : « C'est l'Africaine ».

Je propose une séance d'hypnose et commence à dialoguer avec cet état du moi que je remercie d'abord pour l'aide qu'elle apporte à Marie-Pierre. Puis je lui demande de faire remonter à la surface toutes les ressources dont la patiente a besoin, aujourd'hui, pour se reconnecter à ce que l'Afrique lui a apporté comme bien-être et joie de vivre. Marie-Pierre se voit en Afrique. Elle est petite et marche pieds nus. C'est une telle joie, cette liberté. En sortant de l'hypnose, une anecdote, racontée par sa mère, lui revient. Bébé, elle souffrait de déshydratation. Ses parents avaient recueilli une petite antilope qu'ils nourrissaient au biberon, comme elle. « L'antilope n'a pas été mangée, dit-elle, elle a fini dans un zoo ». En riant, je lui fais remarquer qu'elle a sauvé une vie. Elle sourit : « Oui, c'est vrai. Je n'y avais pas pensé ».

L'anecdote, retrouvée grâce à l'hypnose, lui a permis de constater que ses parents, son père, en recueillant la petite antilope et, sa mère, en lui donnant le biberon, avaient su la materner et lui apporter les soins nécessaires à sa survie. L'état du moi « Petite Marie-Pierre » avait certainement besoin de se reconnecter à ce maternage.

La séance suivante est éprouvante pour Marie-Pierre. La mémoire lui revient et, avec elle, les traumatismes du passé : la maltraitance du père et le désengagement de sa mère. Les anecdotes traumatisantes se succèdent. Ainsi, au moment d'entrer en 6e, son père décide de la mettre en pension car : « Il n'y a pas de place pour toi dans cette maison ». Cette phrase résonne encore dans sa tête et : « Ma mère, qui ne dit rien, qui est incolore », me dit-elle. J'apprends que sa mère est très pieuse et que, jusqu'à l'âge de vingt ans, tous les dimanches, Marie-Pierre a été forcée d'aller à la messe. Les souvenirs remontent et la dureté du père est toujours présente. Ainsi, comme : « Tu n'es pas première, tu n'auras pas de scooter. »

En hypnose, je lui propose la technique du ballon rouge (5). Dans son sac à dos, elle met tous les objets qui contiennent le poids de sa colère contre ses parents et celui de sa culpabilité de ne pas avoir su se faire aimer. Après ce travail, elle s'endort paisiblement. Au réveil, j'installe la croyance positive qu'elle a survécu. Certaines expériences traumatiques avaient été refoulées par Marie-Pierre. Le fait d'y accéder a permis à chaque partie de prendre connaissance de ce qui s'était passé. Souvent, avec Marie-Pierre, j'utilise l'image du puzzle qui se met en place. C'est une métaphore que j'emploie régulièrement avec les patients dissociés.

À chaque séance, après l'induction hypnotique, je prends soin de m'adresser à chaque état du moi pour qu'il aide Marie-Pierre de la façon suivante :

- « L'Africaine » : « Je sais que tu es apparue pour aider Marie-Pierre. J'ai besoin de toi pour continuer » ;
- « La morte » : « Je sais que tu es apparue parce qu'il y avait trop de chagrin et de peur. Maintenant, tu peux vivre et aider Marie-Pierre à vivre. Tout est apaisé » ;
- « Petite Marie-Pierre » : « Maintenant, tu peux grandir en toute sécurité, Marie-Pierre. Vous pouvez toutes aider Marie-Pierre. Elle a besoin de votre aide ».

Communiquer distinctement avec chaque partie permet d'obtenir leur collaboration et d'accélérer ainsi le processus de guérison.

À la séance suivante, je retrouve Marie-Pierre abattue. Elle a passé le week-end chez son père, avec ses frères et sa sœur. Sa colère est à son paroxysme car son père n'avait pas de place pour elle, dans la maison familiale, et elle a dû trouver refuge ailleurs.

La mémoire lui revient et les anciens traumatismes aussi. Quand elle s'est mariée, elle était enceinte. Son père lui a alors dit qu'elle avait de la chance que le père de l'enfant veuille bien l'épouser. « Mon père méprisait mon mari », me dit-elle.

En racontant ces événements, Marie-Pierre ressent beaucoup de colère que j'élimine par la technique de l'abréaction silencieuse de Watkins (6). Après l'induction hypnotique, je lui propose que nous allions toutes les deux dans les bois où elle trouve un petit tronc d'arbre qui représente tout le mal que son père lui a fait. Je lui demande de donner autant de coups de bâton ou de hache qu'elle le souhaite sur ce morceau de bois pour se débarrasser de toute émotion désagréable associée à ces événements. Tout en imaginant cette scène, elle exprime également sa colère par des insultes. Une fois apaisée, elle pleure et s'effondre, totalement épuisée. Je la ramène dans son lieu sûr ; elle s'y endort paisiblement et je la laisse dormir.

Après cette séance, je note un changement radical dans son comportement. Elle me semble plus apaisée et plus joyeuse. En hypnose, j'utilise la métaphore du bulbe de Narcisse qu'elle aime beaucoup et qu'elle finit par s'approprier en se voyant comme cette fleur qui va éclore.

Pour l'aider à se libérer du passé, j'utilise les suggestions de renforcement du moi de Torem (7). Ainsi, elle se sent soulagée et identifie son bourreau de la façon suivante :
- « Ce n'est pas moi qui n'allait pas, c'était lui ;
- Que ressentez-vous Marie-Pierre pour cette petite fille, maintenant ? ;
- Beaucoup d'amour et je me dis que c'est pour ça que j'étais rebelle ».

Je souris car elle vient de parler d'elle-même de manière associée.

Maintenant, je l'invite à se projeter, dans le futur avec son père, ses frères et sa sœur ou « la meute », comme nous avons convenu de les appeler. Même si le comportement de la fratrie est moins méchant et moins traumatisant que celui du père, qu'elle a imité, il renforce chez Marie-Pierre le schéma « sentiment d'exclusion » et une forme de maltraitance qui est celle d'être écartée des réseaux sociaux familiaux. « Tant pis si on ne m'aime pas. Je n'irai que lorsque j'en aurai envie. D'ailleurs, mon père a prévu une réunion familiale à laquelle je n'irai pas. Je ne veux faire que ce que j'ai envie. Tant pis pour eux ! J'ai des choses plus intéressantes à faire », dit-elle. Je constate que chaque fois qu'elle revient d'un séjour dans sa famille, elle est perturbée.

Au cours des séances suivantes, Marie-Pierre se sent mieux. Elle a recruté une personne pour l'aider à réaménager sa maison. « Je veux mon havre de paix. La vie revient dans cette maison, vous savez.» Elle commence à refuser les invitations de sa famille et à s'octroyer le droit de dire non. Aujourd'hui, Marie-Pierre mène une nouvelle vie : la sienne.

D'après mon expérience, dans les cas de victime de maltraitance, les événements traumatisants de l'enfance sont, soit complètement refoulés, soit présents à la mémoire d'une manière chaotique et anachronique. À mesure que le traitement de ces traumatismes progresse, le patient est capable d'accéder aux faits oubliés et de se remémorer les événements d'une manière chronologique. Par ailleurs, la dissociation est presque toujours présente. Pour résoudre ce problème, il est indispensable de recourir à la thérapie des états du moi pour que ces parties coopèrent entre elles et avec le patient. Il est aussi important de procéder au reparentage et au renforcement du moi à chaque séance pour combler la carence affective connue dans l'enfance.

Dans le cas de Marie-Pierre, j'ai utilisé les figures réconfortantes du passé, notamment son grand-père et ses parents, qui ont fait preuve de capacité de maternage à un moment de son enfance. L'utilisation du lieu sûr et de la force intérieure lui a également été utile pour le renforcement du moi. Ainsi, au fil des séances, Marie-Pierre a développé plus de calme et de paix intérieure.

En conclusion, je dirais que, chaque semaine, je reçois des patients dissociés victimes de maltraitance dans leur enfance (viols, incestes, violences physiques…). La majeure partie vit une profonde souffrance et incompréhension et aucun traitement ne semble les soulager. Grâce à la technique hypnotique de la thérapie des états du moi, ils revivent et accèdent à une meilleure vie, à leur vie.

Références :

1. TARDY M.-N., *La maltraitance envers les enfants.* Paris : Odile Jacob, 2015, page 17.
2. MILLER A., *Ta vie sauvée enfin.* Paris : Flammarion, 2008, page 10.
3. VARMA D., *Thérapie des états du moi.* Manuel du séminaire. Chapitre V.
4. PHILLIPS M., FREDERICK C., *Healing the Divided Self - Clinical and Ericksonian Hypnotherapy for Post-Traumatic and Dissociative Conditions.* New York: W.W. Norton, 1995. Tr. fr. *Psychothérapie des états dissociatifs.* Bruxelles : Satas, 2001, pages 104-106.
5. HAMMOND D.C., « La technique du ballon rouge » in HAMMOND D.C. (ed.), *Handbook of Hypnotic Suggestions and Metaphors.* New York: W.W. Norton, 1990. Tr.fr. *Manuel des métaphores et suggestions hypnotiques*. Bruxelles : Satas, 2004, pages 303-305.
6. WATKINS H.H., « La technique d'abréaction silencieuse » in HAMMOND D.C. (éditeur), ouvrage cité, pages 511-512.
7. TOREM M.S., « Renforcement du moi » in HAMMOND D.C. (éditeur), ouvrage cité, pages 106-108.

LES DIFFÉRENTES MANIFESTATIONS DE LA DISSOCIATION CHEZ UNE ADOLESCENTE

Jean-Marc JESEL

Aujourd'hui, je vais vous présenter le cas de Lise qui a onze ans au moment où je la reçois, en décembre 2015, et dont la thérapie va durer dix-huit mois, à raison d'une à deux séances par mois.

Vêtue comme une toute petite fille, elle paraît avoir huit ans. Maigre, anguleuse et très fébrile, elle gesticule de façon désordonnée. De suite, elle affirme son étrangeté en monopolisant l'espace et la parole. Ses premiers mots sont : « J'ai plein d'amis imaginaires et ma mère croit que je suis folle ! ». À l'école, sa singularité lui vaut d'être isolée et exposée aux railleries des autres élèves.

La mère, une femme très discrète, ne sachant plus quelle attitude adopter vis-à-vis de sa fille, l'accompagne à ce premier entretien. Elle me décrit une petite fille asociale et handicapée, suivie, depuis quelque temps, par une orthophoniste et, depuis deux ans, par un pédopsychiatre, sans changement évident dans son comportement.

Lise est fille unique. Le père est jaloux, autoritaire et violent. La mère, soumise et docile, n'ose pas envisager une issue à leur mariage et se voit déjà passer le reste de sa vie au service de sa fille.

Un jour, Lise rapporte à ses grands-parents les détails de l'altercation qui a conduit sa mère aux urgences pour une fracture du bras. Les grands parents, craignant pour la vie de leur fille et de leur petite-fille, font pression pour qu'une plainte soit déposée... La séparation des époux, puis le divorce suivent. Désemparée, en manque de repères, la mère de Lise entre dans un long épisode dépressif. Lise se perçoit comme la cause de la séparation. Ce traumatisme entraînera des modifications au niveau de son développement cognitif et émotionnel, suivi par la diminution de sa capacité à se protéger comme l'ont signalé Herman (1), Schetky (2) et Van der Kolk (3).

Les rôles Mère-Enfant semblent s'inverser. Les croyances erronées et les distorsions cognitives vont se développer, s'autoalimenter et s'ancrer. D'autant que le père ne souhaite pas du tout participer à la thérapie de Lise qu'il juge « normalement médiocre ». L'école propose de la réorienter vers une classe adaptée aux enfants avec des besoins spécifiques : sa mère me demande de l'accompagner pour éviter cette orientation, pour avoir de vrais amis de son âge et de meilleurs résultats scolaires.

Lors de ce premier entretien, Lise, dont le temps de concentration est de trois à cinq minutes maximum, me décrit quelques-uns de ses amis imaginaires et leurs histoires.

L'enfant a des écarts de langage quand elle évoque ses camarades de classe qui la harcèlent parce qu'elle est « bizarre ». Quand, sa mère et moi, nous réagissons fermement à ces grossièretés inacceptables, elle se gifle violemment ! Elle me dit que, parfois, sa main et son pied ont une vie propre et réagissent de façon totalement autonome. Je lui explique qu'il y a des limites à respecter pour avancer ensemble. Elle ne semble ressentir ni émotion ni sentiment, exceptées la colère et la rage.

La diversité des dissociations et le fait que ses camarades d'école, « les autres », sont une masse informe, hostile et stupide, rappellent la description de ce clivage par Mélanie Klein où l'enfant perçoit le monde et lui-même divisés en « objets bons, idéalisés » et en « objets mauvais, persécuteurs » (4).

L'absence totale d'empathie et de limites apparentes m'interroge sur un éventuel trouble psychotique… me donnant trois séances avant de la réorienter, éventuellement, vers un psychiatre.

Dans le but de renforcer le moi, je propose à Lise un exercice décrit par Joyce Mills (5) sous le nom de « dessin de la ressource intérieure ». Sans induction de transe formelle, une partie de Lise, qui se présente sous le nom de « Mirka », produit deux dessins.

DESSIN DES RESSOURCES INCONSCIENTES

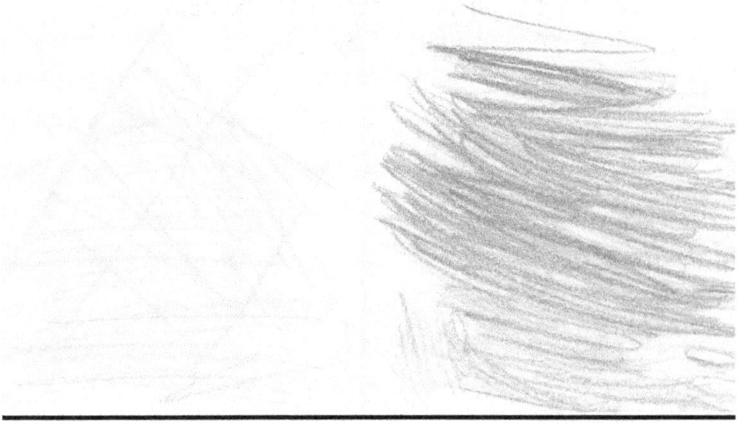

CA VA MAL **CA VA BIEN**

Conformément aux recommandations de Phillips (6) et de Dolan (7), pour créer une alliance positive et un sentiment de sécurité, j'accepte de rejoindre Lise dans les perceptions de son univers en entamant un dialogue exploratoire avec « Mirka » qui ne répond pas… Une autre partie agressive, appelée « Martine », me dira d'une façon laconique : « Mirka, c'est un bébé et puis c'est tout ! ».

Je décide de ne pas aborder immédiatement la thérapie des états du moi car, selon les propos de Lise : « Ils sont très nombreux ». Les deux parties qui se sont manifestées à travers le dessin ne me semblent pas accessibles à ce stade. L'une est un bébé, qui ne peut pas communiquer verbalement, et l'autre montre de l'agressivité.

Il est important de continuer le renforcement du moi pendant quelques séances afin que l'enfant ait assez de ressources pour travailler. Parfois, je m'adresse à toutes les parties, sachant que, même quand je parle à Lise, tous les états du moi sont à l'écoute.

Le deuxième dessin représente Lise et deux de ses amis imaginaires, présents dans la pièce.

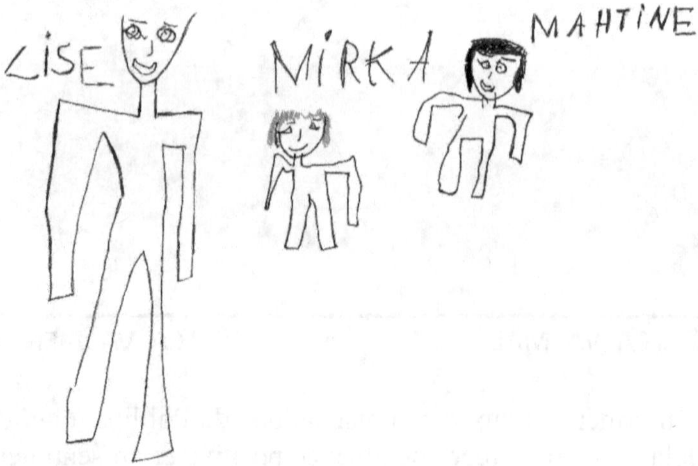

À la grande surprise de sa mère, je reconnais et rassure les parties de Lise. Mon but n'est pas de les faire disparaître. Je leur explique que j'ai besoin de leur coopération et qu'elles pourront trouver leur juste place à l'intérieur de l'enfant. L'alliance thérapeutique avec Lise et ses parties se renforce. L'enfant accepte et affiche une certaine réassurance.

Pour conclure ce premier entretien, je donne à Lise et à sa mère la tâche thérapeutique de visionner, ensemble, le film *Vice-Versa* de Pixar-Disney (2015), récit initiatique donnant corps aux émotions d'une jeune fille de onze ans qui dépeint les changements inévitables pour aller vers l'adolescence. Comme le soulignent Mills et Crowley (8), spécialistes des problèmes des enfants, les personnages de dessins animés et leurs aventures peuvent être utilisés comme des métaphores vivantes constituant des alternatives symboliques pour surmonter les peurs et l'anxiété.

Sa mère accepte de consulter une thérapeute pour sortir de cet épisode dépressif, pour évoluer vers plus d'autodétermination, de confiance et d'optimisme et pour retrouver une dynamique Mère-Enfant équilibrée.

Au deuxième rendez-vous, l'objectif consiste à aider la patiente :
- à augmenter sa capacité de concentration pour pouvoir travailler en hypnose ;
- à développer son aptitude à distinguer les limites physiques ;
- à découvrir ses émotions.

Lise, sa mère et moi, nous débutons cette séance par l'écoute d'un CD de Snel (9) d'une méditation guidée extraite de *Calme et attentif comme une grenouille*. À l'issue de cette méditation, Lise m'informe que, grâce au film, elle commence à reconnaître ses émotions. Elle perçoit son corps sans réelle limite, flottant comme s'il mesurait deux ou trois mètres. De temps à autre, un pied récalcitrant lui fait un « croche-patte », une main mécontente la gifle ou la frappe...

Lise a grand besoin de s'approprier et d'utiliser un contenant physique cohérent et délimité pour relancer la fonction d'individuation du Soi. En m'appuyant sur l'approche hypnotique de Roblès (10), je lui apprends à être de plus en plus attentive à ce qu'elle perçoit avec tous ses sens. À la fin de cette séance, je la félicite pour tous ses progrès ainsi que ses amis imaginaires qui l'ont soutenue dans ses apprentissages. Je lui conseille de méditer seule et aussi en compagnie de sa mère en écoutant le CD de Snel.

À la troisième séance, Lise commence à amorcer la construction d'une image du Soi plus lucide et relance son évolution psychique naturelle. L'amélioration de la proprioception est notable avec des mouvements plus fluides et des déplacements conscients. Son attitude semble désormais plus curieuse que défiante.

Après un tour d'horizon sur ses progrès, ses apprentissages et ses nouvelles aptitudes, elle me dresse le portrait de la douzaine d'amis imaginaires principaux sur la centaine qui l'entoure ! Les biographies et les psychés sont complexes et exhaustives, tout comme leurs interrelations. Il est question de clans, de passifs, de promesses, de fidélités et de trahisons entre « Mirka », Napoléon, Mickael Jackson, Joséphine de Beauharnais, Marie Curie et bien d'autres !

Ses amis sont le plus souvent bienveillants, mais pas toujours. Certains se manifestent spontanément, ayant à cœur d'interférer personnellement, parfois avec certaines variations du visage, de la posture et/ou du regard. J'entrevois l'éloignement de l'aspect psychotique quand Lise assène : « Je sais très bien que ce sont des amis imaginaires et je pourrais les faire disparaître... J'ai un coffre pour ça et il n'y a que moi qui aie la clef ! Mais, je ne suis pas prête à le faire maintenant ». La séance se poursuit avec une hypnose plus formelle pour augmenter le contrôle interne par le renforcement du moi d'après Stanton (11) et Roblès (12). Je rappelle à Lise que, comme le corps a la peau comme limite et comme rempart contre les agressions, chacun a besoin d'une limite mentale, émotionnelle et sociale ; une sorte de rempart qui le définit clairement. Ce lieu sûr évoluera pour devenir un château-fort protecteur défendu par deux TGV qui tournent en sens inverse et qui forment un vortex infranchissable. Le ménage y est fait et les parties sont invitées à se connaître, à se reconnaître, à collaborer et à travailler en équipe pour le bien de Lise. Cette visualisation lui permet d'identifier son inconfort et d'agir symboliquement en réparant son château pour qu'il soit encore plus solide qu'avant. Je termine en prescrivant les tâches thérapeutiques suivantes :

- poursuivre la pratique des méditations guidées ;
- recourir à l'image du château pour constater et pour réparer les éventuels dégâts quand elle ressent un inconfort émotionnel, par exemple, face à une brimade. Elle a vu un TGV être tagué ; il est donc passé à la station nettoyage avant de revenir tout propre !
- prendre l'engagement ferme de ne plus parler à ses amis imaginaires en public.

À la quatrième séance, Lise demande à sa mère de l'attendre, dorénavant, dans la salle d'attente.

La quatrième, la cinquième et la sixième séance sont consacrées :

- au renforcement du moi ;
- à la ratification des découvertes de Lise durant ses nombreux visionnages du film *Vice-Versa*, à des améliorations constantes de son château, de son for intérieur et des limites de son corps ;
- au recadrage de certaines croyances négatives socialement handicapantes comme : « Les autres, j'ai rien à leur dire. Ils sont tous débiles... Les filles parlent que des garçons et, les garçons, ils parlent que de foot » ;
- à la poursuite de la réduction des intrusions des amis imaginaires ;
- à l'enseignement de la thérapie du champ mental.

Pour aider Lise à se libérer rapidement de la culpabilité qu'elle ressent de ne pas pouvoir se défendre contre ses camarades de classe, je décide d'utiliser cette technique enseignée par Varma (13) : la désensibilisation par le roulement des yeux, les doigts sur le front.

Durant ces séances, deux scenarii hypnotiques sont enregistrés :

1. l'imagerie fondée sur la science-fiction d'Elkins et de Carter (14) ;
2. l'imagerie fondée sur le jeu vidéo, très librement inspiré d'une idée de Pank (15).

Après l'induction d'un état de transe, je suggère à Lise de s'imaginer dans sa chambre idéale. Face à un immense écran rempli d'une multitude de jeux incroyables, je l'invite à choisir l'unique jeu sur lequel elle se concentre pour savourer le pouvoir de la réussite dans la concentration, avant de passer au jeu suivant.

Je prescris les tâches thérapeutiques suivantes :
- écouter tous les jours un enregistrement audio de son choix ;
- parler à ses amis imaginaires à la maison, puis uniquement dans sa chambre et, enfin, exclusivement après avoir fait les devoirs.

À la septième séance (fin juin 2016), je note que la croyance : « Je ne suis pas normale » reste très présente. J'utilise alors les stimulations alternatives hypnotiques® associées à la thérapie du champ mental pour traiter toutes les situations traumatiques en lien avec cette cognition en commençant par la plus ancienne, puis la plus grave pour finir par la plus récente et tout autre événement similaire. Après la désensibilisation, Lise choisit la nouvelle croyance : « Je suis bien comme je suis. S'ils ne sont pas contents, c'est leur problème », validée à 7/7. En conclusion, elle me dit : « J'ai bien compris que la télécommande à changer les autres n'existe pas ! ». Désormais, Lise identifie facilement ses émotions simples et, de plus en plus, ses émotions complexes. Elle est capable de rester concentrée plus de vingt minutes. La conscience du corps et de ses limites est acquise et la proprioception s'améliore encore. Je note l'arrêt des visites chez le pédopsychiatre qui reconnaît les progrès.

La huitième séance se déroule quinze jours après la rentrée scolaire. Lise arrive seule et semble plus enjouée et plus autonome. Son récit de vacances indique une vie sociale épanouie. Elle a quitté la posture de victime. La rentrée en 6ème est éprouvante, car ses anciens camarades et leurs moqueries sont de retour comme ses amis imaginaires. Pour faire face à la gêne sociale au collège, j'enregistre les suggestions de Waxman pour le traitement de la phobie scolaire (16).

Dès le début de la neuvième séance, Lise m'informe : « Quand j'avais six ans, papa a tapé maman et c'est de ma faute si maman est triste et si nous ne sommes plus ensemble... Je n'aurais jamais dû téléphoner à papi et à mamie ». Je procède à une expérience émotionnelle « corrective » recommandée par Watkins (17). Je commence par un renforcement du moi avec la technique de la Force Intérieure décrite par McNeal et Frederic (18). Puis j'effectue une régression en âge avec la visualisation du train (19).

Cette régression en âge fait émerger la colère, l'incompréhension, la sidération et la culpabilité d'avoir séparé ses parents qu'elle a ressenties après avoir téléphoné à ses grands-parents.

Je procède à un recadrage en l'aidant à établir les responsabilités à leur juste place comme le recommande Yvonne Dolan (20). La croyance négative associée est : « Je suis coupable ». Pour atténuer l'affect grâce à un reparentage, selon le modèle de Peterson, de Prout et de Schwarz (21), je propose à « Lise onze ans » d'être aux côtés de « Lise six ans » et de passer en revue les choses importantes et utiles pour elle afin de trouver d'autres significations plus positives en donnant du sens à son expérience. Au cours de la futurisation, elle se découvre vivant heureuse avec sa mère et le compagnon de cette dernière. Elle a également de très bons rapports avec son père. À la fin de cette séance, « Lise onze ans » remercie « Lise six ans » d'avoir fait le bon choix car, grâce à elle, elle a maintenant des parents séparés, mais heureux, plutôt que des parents malheureux ensemble. À la sortie de cette séance d'hypnose, j'encourage Lise à exprimer à nouveau sa gratitude à l'enfant intérieur de six ans.

Comme tâche thérapeutique, je conseille à la mère et à la fille de partager leurs souvenirs et leurs perceptions de la séparation et du divorce et de verbaliser tous les changements positifs survenus depuis, pour elles deux.

À la dixième séance, je constate que les rôles Mère-Enfant sont redéfinis de façon plus saine et plus juste. La confiance mutuelle en elles s'amorce avec une meilleure communication, moins de suppositions et plus de dialogue. Une fois les devoirs terminés, les amis imaginaires sont cantonnés dans la chambre. Leur nombre est passé de plus d'une centaine à moins d'une vingtaine.

Pour stabiliser Lise, après l'induction d'un état hypnotique, je demande à la Force Intérieure d'aider les états du moi individuels à grandir et à coopérer au sein de son for intérieur de manière bénéfique et harmonieuse pour favoriser leur maturation et leur intégration. Les suggestions post-hypnotiques invitent les états du moi à participer à des activités communes et à des interactions plus intimes. À la fin de la consultation, je recommande à Lise d'écouter tous les jours l'enregistrement de cette séance.

Au cours des neuf séances suivantes, je constate que les relations avec les autres élèves se sont apaisées. En quête d'autonomie, elle a maintenant les clefs de chez elle et un téléphone portable. Elle se féminise. À présent, elle ressemble à une préadolescente. Elle commence à faire attention à son apparence et à revendiquer une vie privée. Je rassure Lise sur sa progression ; comme le remarque Hermann : « Le moment vient où (...) l'histoire du trauma n'éveille plus de sentiments si intenses » (22). Et comme le signalent Phillips et Frederick, quand la patiente « s'aperçoit que son attention est plus portée aux choses de la vie actuelle, elle aura besoin d'être rassurée sur le fait qu'elle n'est pas déloyale envers le Moi qui a été traumatisé, mais qu'elle est prête à (…) une plus grande intégration des expériences dissociées et de construction d'une nouvelle identité » (23).

À la maison, sa chambre est désormais un sanctuaire. Règles et limites sont respectées. La communication entre les parents est plus aisée. La complicité avec sa mère se développe sur la base d'une confiance mutuelle.

Je juge sa stabilisation suffisante pour engager la thérapie des états du moi qui se déroule sur neuf séances. Après induction d'un état assez profond d'hypnose, j'explique à Lise l'origine et la fonction des états du moi. Par signaling (convention des mouvements inconscients des doigts), j'obtiens la permission de communiquer avec différentes parties de Lise. En fait, seuls quatre états du moi interfèrent vraiment dans la vie quotidienne de cette jeune patiente. Ils se nomment : « Mirka », « Martine », « Laprof » et « Messagère ». Les dizaines d'autres étaient issus de fictions, de livres ou de rencontres. Lise les a ajoutés à son casting au fur et à mesure de l'évolution de ses centres d'intérêts. Les rares fois où ils se sont exprimés, ils lui ont servi d'écrans de fumée en étant les manifestations ou les expressions d'un des quatre états du moi agissants. Par exemple, en posant les questions usuelles à une partie nommée « Marie Curie » :
- « De quoi as-tu besoin ? » ;
- « Comment peux-tu ou veux-tu aider l'autre différemment pour son bien ? » ;
- « Comment as-tu aidé Lise dans le passé ? » ;
- « Est-ce qu'il te manque quelque chose ? » ;
- « Est-ce qu'une des parties de Lise peut t'aider ? »

Et devant la similitude des réponses, il s'est avéré que « Marie Curie » était l'une des manifestations de « Laprof ».

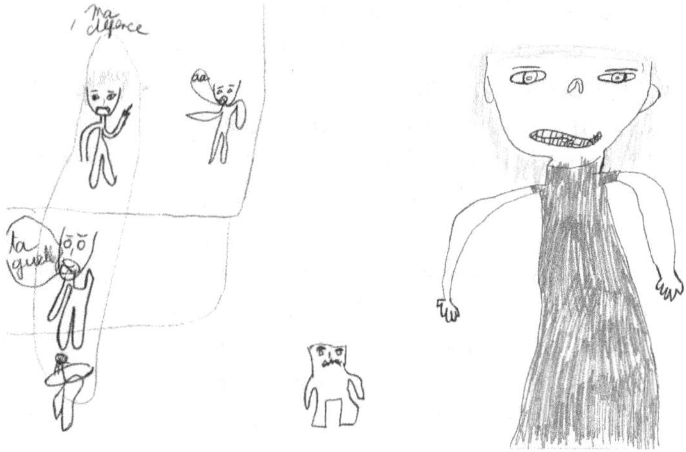

Toutes ces parties sont apparues en quelques semaines dans la vie de Lise, dans l'ordre suivant :

- « Mirka », bébé chétif, malade, souffrant, sans langage avant la quinzième séance, s'exprimant par onomatopées, est apparue quand Lise avait six ans. Elle se définit comme une explosion de douleur et d'incompréhension. C'est la partie la plus fragile et la plus souffrante de Lise ;
- « Martine » est une brute qui ne « lâche rien » et qui a, fréquemment, recours à l'intimidation. Elle dit, souvent : « Je ne veux rien comprendre ». Autoritaire, colérique, violente, sans écoute, elle a, probablement, « introjecté » certains traits de personnalité du père. Sa mission est de protéger coûte que coûte « Mirka » au point d'aggraver son isolement et sa dépendance ;

- « Laprof » est une arbitre rigide et une enseignante bienveillante, gardienne des règles et des limites. Elle est peut-être issue de la mère « introjectée ». Son rôle est d'éduquer Lise et « Mirka » et de sévir quand c'est nécessaire. Porte-parole, en fonction de ses propres filtres, elle me traduit l'expression de « Mirka » ;
- « Messagère » est là pour informer et pour établir les liens amicaux entre les parties. C'est une tâche ardue, car les états du moi s'ignorent ou, au mieux, ne communiquent que deux à deux et dos à dos.

Il me faut d'abord amener les quatre états du moi à faire connaissance et à accepter d'entrer en contact les uns avec les autres. Leur mode de fonctionnement initial est : « Quand je ne parle pas et quand on ne se parle pas, alors personne n'est entendu et rien ne change ». Ils se coupent la parole, s'opposent ou s'allient entre eux. Je redéfinis le cadre de travail qui s'applique à toutes les parties avec les règles de base suivantes : ne pas couper la parole et laisser s'exprimer celle qui parle au moment où elle parle. Ensuite, il est possible d'intervenir et chacune a le droit de ne pas être d'accord. Une fois que ce mode de fonctionnement est établi et accepté, la négociation peut commencer.

La « Messagère », en spécialiste de la communication, organise les modalités puis étend ses prérogatives et s'assure que les informations sont transmises de façon fluide à toutes les parties. « Martine », se sentant très menacée par « Laprof », va enfin lui parler directement. Elles sont complémentaires et aussi nécessaires l'une que l'autre à Lise. À partir de cette prise de conscience partagée, l'une dans la mesure et l'autre dans la force, leur alliance ne peut que rendre Lise plus forte. Progressivement, « Martine » passe de l'agression à la protection. En conservant son nom, elle endosse la fonction de garde du corps : protection rapprochée discrète, comme pour une vedette, et met finalement à la disposition de Lise sa détermination, sa force et son aptitude à se protéger efficacement. « Laprof » fait preuve de plus de bienveillance et accepte d'accompagner « Mirka » dans sa croissance en l'aidant à découvrir ce dont elle est capable, plutôt que de l'infantiliser, en permanence. Elle admet donc le changement et s'assouplit en reconnaissant que les punitions ne sont pas le meilleur moyen d'aider Lise.

Lise ne se pose plus en victime. Face à ses détracteurs, elle réagit : « C'est bon, je sais me défendre ! Je sais ce qui est bon pour moi ». Sous hypnose, je suggère à « Mirka » que, même si elle n'est pas encore capable de s'exprimer verbalement, elle pourra bientôt le faire. Une autre fois, je lui propose un moment de silence durant lequel elle s'approprie toute la force utile au sein de la Force Intérieure. Elle peut aussi y apprendre à parler avec l'aide des trois autres parties.

« Mirka » commence timidement à développer quelques bribes de langage et elle réagit favorablement aux suggestions suivantes : « Le monde est vaste. Il y a plein de choses à découvrir. C'est absolument fantastique. Les opportunités et les horizons sont immenses. Est-ce que tu ne veux pas faire partie de ça ? ». « Mirka » décide d'évoluer à son rythme et de grandir en gardant intactes ses capacités d'émerveillement et de curiosité.

Au début de la dernière séance, après l'induction hypnotique, je demande à Lise de dessiner son portrait. Elle réalise ce dessin.

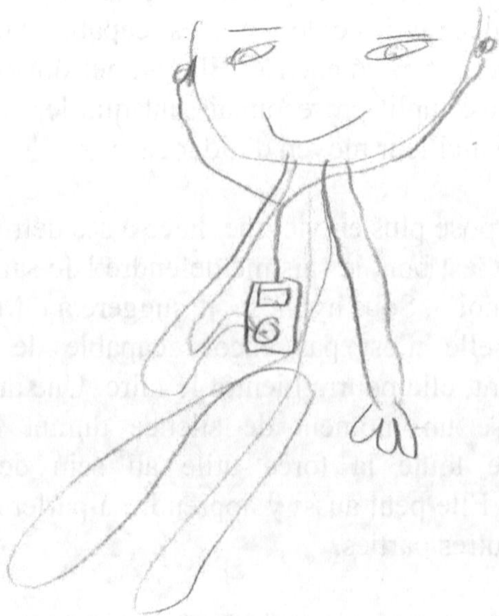

Lise a le physique en relation avec son âge. Elle est sûre d'elle et autodéterminée autant qu'une adolescente peut l'être à treize ans. Elle a une vie sociale normale pour sa classe d'âge et ses résultats scolaires sont bons avec les encouragements au troisième trimestre de la 6ème. Les rapports avec sa mère sont authentiques et complices.

La thérapie suivie par sa mère et la lecture du livre de Malinka Dauverné (24) sur le parentage ont été bénéfiques. En synergie, elle a su progressivement trouver suffisamment de détermination, de volonté et d'autorité pour instaurer la discipline, des limites sûres ainsi que des règles stables et raisonnables adaptées aux besoins de Lise.

Au cours de cette dernière séance, les quatre états du moi travaillent toujours ensemble sous le contrôle bienveillant de la Force Intérieure. « Mirka » a grandi et s'exprime. Elle se porte bien mieux et a hâte d'entrer à l'école pour apprendre à lire et à écrire. Après avoir félicité chaque état du moi et rappelé les engagements de chacun, individuellement et collectivement, je leur propose de développer des projets communs dans l'intérêt de Lise.

Cette dernière souhaite faire une pause dans la thérapie. Elle est rassurée de savoir qu'elle peut venir me consulter à tout moment à l'avenir, si c'est nécessaire. Bien que le travail d'intégration ait commencé dès la première séance et se soit poursuivi tout au long de la thérapie, j'ai constamment rappelé à la fois l'importance de chacune des parties de Lise ainsi que l'importance de l'harmonie et de la coopération entre les divers aspects de la personnalité.

Aujourd'hui, les états du moi se reconnaissent, se parlent, communiquent, coopèrent et partagent leurs expériences, leurs buts et leurs pensées. Ce partage de conscience, appelé co-conscience, est le prélude à l'intégration. Je note l'existence de trois amis imaginaires. « Mes amis imaginaires ? Ils sont comme les personnages de ma série télé. Mais, en fait, j'oublie souvent de l'allumer ».

Pour conclure, j'aimerais attirer votre attention sur les apprentissages en lien avec la dissociation issus de ce cas clinique et sur l'importance de la thérapie des états du moi. Les états du moi apparus par la dissociation causée par le traumatisme se sont manifestés de différentes manières :

- manifestations physiques : au début de la thérapie, Lise perçoit son corps sans réelle limite. Elle a l'impression que son corps flotte comme s'il mesurait deux ou trois mètres. Jusqu'à ce que l'état du moi « Mirka » accepte de grandir, il a bloqué la croissance physique et a ralenti le développement psychique de Lise ;

- manifestations comportementales : les gifles, un pied récalcitrant qui la fait chuter, agitation, mouvements désordonnés et comportement verbal violent ;
- manifestations émotionnelles : comme la rage et la colère prédominaient, toutes les autres émotions étaient étouffées ;
- manifestations mentales : personnages imaginaires, croyances erronées, pensée globale : ses camarades d'école, « les autres », sont une masse informe hostile et stupide.

Toutes ces manifestations révèlent la présence de la dissociation et des états du moi qui en résultent. Les quatre états du moi sont apparus très rapidement suite à un traumatisme : la bagarre à l'origine de la séparation des parents. Quand cet événement a été traité, il m'a été facile d'obtenir la coopération des états du moi et un changement rapide. J'ai consacré les onze premières séances au renforcement du moi et au traitement du traumatisme majeur à six ans. De ce fait, la thérapie des états du moi a été fluide et rapide au cours des neuf séances qui ont suivi. Lors de sa dernière visite annuelle, Lise, qui, aujourd'hui, a quatorze ans, me confirme avoir une vie scolaire, sociale, familiale et amoureuse satisfaisante.

Références :

1. HERMAN J.L., *Trauma and Recovery.* New York: Basic Books, 1992.
2. SCHETKY D.H., « A Review of the Literature on the Long-term Effects of Childhood Sexual Abuse » in KLUFT R.P. (Ed.), *Incest-related Syndromes of Adult Psychopathology.* Washington, DC: American Psychiatric Press, 1990.

3. VAN DER KOLK B.A., « The Compulsion to Repeat the Trauma: Re-enactment, Revictimization, and Masochism » in *Psychiatric Clinics of North America*, 12(2), 1989.
4. SEGAL H., *Introduction à l'œuvre de Mélanie Klein.* Paris : P.U.F., 2003.
5. MILLS J.C., CROWLEY R.J., *Therapeutic Metaphors for Children and the Child within.* New York: Brunner/Mazel, 1986. Tr. fr. *Métaphores thérapeutiques pour enfants.* Marseille : Hommes et Perspectives, Paris : Desclée de Brouwer, 1995.
6. PHILLIPS M., « Turning Symptoms into Allies: Utilization Approaches with Post-Traumatic Symptoms » in *American Journal of Clinical Hypnosis,* 35(3), 1993.
7. DOLAN Y.M., *Resolving Sexual Abuse.* New York: Norton, 1991. Tr. fr. *Guérir de l'abus sexuel et revivre.* Bruxelles : Satas, 1996.
8. MILLS J.C., CROWLEY R.J., « Positive Effects of Cartoon Images » in *Telemedia, 1(2),* 1983, pages 11-16.
9. SNEL E., *Calme et Attentif comme une Grenouille.* Paris : Les arènes, 2012.
10. ROBLES T., *Concerto pour quatre hémisphères.* Bruxelles : Satas-Le Germe, 2009, pages 94-95.
11. STANTON H.E., « Increasing Internal Control Through Hypnotic Ego-Enhancement » in *Australian Journal of Clinical and Experimental Hypnosis*, 7, 1979.
12. ROBLES T., *La magie de nos masques.* Bruxelles : Satas-Le Germe, 2004, pages 94-95.
13. VARMA D., *Hypnothérapie - Une approche intégrative.* Paris : L'Harmattan, 2016, page 165.
14. ELKINS G.R., CARTER B.D., « Technique d'imagerie fondée sur la science-fiction » in HAMMOND, D.C. *Handbook of Hypnotic Suggestions and Metaphors.* New York/London: W.W. Norton & Company Inc., 1990. Tr. fr. *Métaphores et suggestions hypnotiques.* Bruxelles : Satas, 2004, pages 489-490.
15. PANK C., *Concentration des enfants* (080213). 2013. https://drive.google.com/file/d/0B3KNU6IWioUCS21DYjhxbmlTTm8/view?usp=sharing
16. WAXMAN D., « Suggestions pour les phobies scolaires » in HAMMOND D.C. (ed.), ouvrage cité, 1990, pages 488-489.
17. WATKINS J.G., *The Practice of Clinical Hypnosis, Vol II. - Hypnoanalytic Techniques.* New York: Irvington, 1992.
18. McNEAL S., FREDERICK C., « Inner Strength and Other Techniques for Ego-Strengthening » in *American Journal of Clinical Hypnosis*, 35, 1993, pages 172-173.

19. YAPKO M.D., « Spécial Train » in *Trancework: An Introduction to the Practice of Clinical Hypnosis.* Second edition. New York: Brunner/Mazel, 1990, pages 258-259.
20. DOLAN Y.M., *A Path with a Heart: Ericksonian Utilization with Resistant and Chronic Clients.* New York: Brunner/Mazel, 1985.
21. PETERSON K.C., PROUT M.F., SCHWARZ R.A., *Post-Traumatic Stress Disorder: A Clinician's Guide.* New York: Plenum Press, 1991.
22. HERMAN J., ouvrage cité, p. 195.
23. PHILLIPS M., FREDERICK C., *Healing the Divided Self. Clinical and Ericksonian Hypnotherapy for Post Traumatic and Dissociative Conditions. New York:* W.W Norton, 1995. Tr. fr., *Psychothérapie des états dissociatifs Guérir le moi divisé.* Bruxelles : Satas-Le Germe, 2001, page 187.
24. DAUVERNÉ M., *Au cœur des premiers liens - Savoir être parents.* Paris : Odile Jacob, 2012.

Éléments bibliographiques :

EDELSTIEN M.G., *Trauma, Trance, and Transformation.* New York: Brunner/Mazel, 1981.

FEDERN P., *Egopsychology and the Psychoses.* New York: Basic Books, 1952.

HARTLAND J., « The Value of « Ego-Strengthening » Procedures Prior to Direct Symptom Removal under Hypnosis » in *American Journal of Clinical Hypnosis*, 8, 1965.

HARTLAND J., « Further Observations on the Use of Ego-Strengthening Techniques » in *American Journal of Clinical Hypnosis,* 14, 1971.

JANET P., *The Major Symptoms of Hysteria.* New York: Macmillan, 1907.

JANET P., *Les stades de l'évolution psychologique.* Paris : Chaline-Maloine, 1926.

VARMA D., *Fondements de l'hypnose éricksonnienne.* Manuel du séminaire. Malakoff : I.S.H.C. Chapitre XVII, 2005.

VARMA D., *Thérapie des états du moi.* Manuel du séminaire. Malakoff : I.S.H.C. Chapitre V, 2005.

DISSOCIATION ET TROUBLES ANXIEUX

Anne DEVAI

Tout est une question de dosage. La peur a permis à notre espèce de survivre. Imaginez que les hommes préhistoriques n'aient pas eu peur des animaux, des hauteurs ou de l'eau…

Une peur devient pathologique lorsqu'elle perdure et/ou se déclenche sans raison valable. Un peu comme le système d'alarme d'une maison qui serait déréglé et qui se mettrait à sonner, alors qu'une simple petite fourmi passe devant la fenêtre.

Nous sommes amenés à prendre en charge de nombreux patients anxieux. Pour certains, une partie de la personne est responsable de l'anxiété et il est, alors, indispensable de traiter l'état du moi qui a peur afin que le sujet se libère entièrement et durablement de son malaise. Je vais donc vous parler de l'anxiété et des états du moi dans le cadre des troubles anxieux et vous présenter deux cas cliniques ayant nécessité une thérapie des états du moi.

L'anxiété

Quelques chiffres

À un moment donné dans sa vie, une personne sur trois, environ, sera affectée par un trouble de l'anxiété. Les troubles anxieux touchent davantage les femmes (à peu près deux femmes atteintes pour un homme) et la tranche d'âge la plus concernée regroupe les personnes de vingt-cinq à quarante-quatre ans.

Deux tiers des cas présentent une comorbidité psychiatrique. Les pathologies les plus fréquemment associées sont les troubles dépressifs et les addictions. En effet, l'anxiété chronique non traitée évolue vers la dépression et le développement de comportements addictifs (1).

Les troubles anxieux dans le DSM-5

Le DSM-5 répertorie les troubles anxieux de la façon suivante (2) :

1. la crise d'angoisse (ou attaque de panique)
   Elle correspond à une période bien délimitée de crainte ou de malaise intense durant laquelle surviennent brutalement divers symptômes : tremblements, transpiration, palpitations, impression d'étouffement, peur de mourir… ;
2. la phobie simple
   C'est une peur intense, persistante et excessive déclenchée par un objet ou une situation précise : avion, animaux, hauteurs, orages… ;
3. le trouble panique
   Il correspond à des attaques de panique récurrentes et inattendues ;
4. l'agoraphobie
   Elle représente la peur d'être dans des endroits ou des situations d'où il serait difficile de s'échapper ou de trouver du secours en cas d'attaque de panique : être dans une foule, dans les transports publics…
   L'agoraphobie se distingue de la phobie simple lorsqu'au moins deux situations sont impliquées ;
5. l'anxiété généralisée
   Il s'agit d'une anxiété excessive et d'une appréhension concernant plusieurs activités ou domaines importants : travail, famille, santé…

6. le trouble d'anxiété de séparation
   Ce trouble est désormais classé dans les troubles anxieux et n'est plus seulement cantonné à l'enfance. C'est la peur d'être séparé des figures d'attachement ;
7. le trouble d'anxiété sociale (ou phobie sociale)
   Il s'agit ici de la peur des autres, de leur jugement, de leur regard.

Les troubles de l'anxiété les plus fréquemment rencontrés sont les phobies simples, la phobie sociale et le trouble panique.

Caractéristiques des personnes anxieuses

Les personnes qui souffrent de troubles de l'anxiété présentent des similitudes :

1. elles interprètent de façon erronée et exagérée les événements ;
2. elles ont du mal à gérer leurs émotions ;
3. elles sont hypersensibles et ressentent intensément les sensations physiques et les émotions en situation de stress.

Le système sympathique des personnes anxieuses fonctionne toujours à un niveau trop élevé car elles sont constamment en hypervigilance et, donc, sous tension.

L'apprentissage des peurs

Selon Christophe André, il existe quatre grands types d'apprentissages pouvant faciliter l'acquisition d'une très grande peur (3) :

1. les événements de vie traumatisants :
   la personne est confrontée à une menace ou à un danger (une agression, un accident) et en garde la trace en mémoire ;

2. les événements de vie pénibles et répétés :
   la personne subit de minitraumatismes de façon régulière (des humiliations, un sentiment d'insécurité) ;
3. l'apprentissage social par imitation de modèles :
   la personne voit fréquemment quelqu'un (en général, les parents) avoir peur de quelque chose ;
4. l'intégration de messages de mise en garde :
   la personne a reçu une éducation soulignant les dangers de diverses situations.

À présent, pour comprendre comment une personne devient anxieuse, on s'oriente de plus en plus vers un modèle « bio-psycho-social » qui comporte une dimension (4) :

1. biologique : il existe certainement des prédispositions biologiques à ressentir de très grandes peurs ;
2. psychologique : l'expression de ces prédispositions pourra être facilitée ou tempérée par des styles éducatifs, des événements de vie, des modèles environnementaux ;
3. sociale : certaines cultures et sociétés vont peser sur l'évolution des troubles.

L'évitement

L'évitement maintient la peur. La personne, qui a peur, a tendance à éviter les situations anxiogènes. Comme le soulignent Maggie Phillips et Claire Frederick (5), les anxieux aggravent leur peur, sans le savoir. Sur le moment, l'évitement soulage, mais maintient le patient dans sa peur. Toute sa vie s'organise, alors, autour de l'évitement et il devient hypervigilant. Tout contrôler demande beaucoup d'énergie et c'est la raison pour laquelle les grands anxieux se fatiguent facilement. Donc, à un certain stade de la thérapie, il est important d'encourager le patient à désobéir à ses peurs et à affronter les situations anxiogènes.

L'activation émotionnelle et physique très intense ressentie par les personnes anxieuses est pénible, invalidante et difficile à contrôler. Cela s'explique simplement par une réalité biologique d'une grande force. Les progrès des neurosciences nous permettent de mieux comprendre ce qui se produit dans notre cerveau quand nous avons peur. Le stress est géré par le cerveau émotionnel et, plus particulièrement, par l'amygdale qui est le centre de la peur. L'amygdale interprète le stress comme le signe qu'un danger extérieur nous menace. Elle réagit immédiatement en sécrétant les hormones du stress - le cortisol et la noradrénaline - qui vont accélérer le rythme cardiaque afin de préparer le corps à l'attaque ou à la fuite. Et l'amygdale va également débrancher automatiquement le cortex préfrontal qui nous permet de raisonner et de réfléchir. Car, réfléchir retarderait les réflexes de survie (1).

États du moi et anxiété

Chez certains sujets souffrant de troubles anxieux, il existe une partie de la personne qui est responsable de l'anxiété. Ainsi, lorsque ces gens se trouvent face à des situations stressantes, cette partie va dominer la personne entière et va provoquer des troubles. Et le malaise peut subsister si la thérapie ne traite pas cette partie.

Rôle des états du moi dans les troubles anxieux

Dans le cas de troubles anxieux, le rôle des états du moi est souvent identique. Etant donné que la peur ultime des personnes anxieuses est la mort, les états du moi ont donc, la plupart du temps, la mission de maintenir la personne en vie. Malheureusement, la façon dont ils s'y prennent est, souvent, inappropriée et rend le patient très mal à l'aise. Ces états du moi vont pousser le sujet à l'évitement et à contrôler, en permanence, son environnement et/ou son corps.

Importance de l'intégration de l'état du moi au sein de la personne entière

Pour que l'état du moi se sente apaisé et pou qu'il puisse s'intégrer de façon harmonieuse au sein de la personne entière, il est important d'établir une bonne relation avec lui. Celle-ci est d'autant plus facile que le patient accepte ses difficultés et qu'il évite de lutter contre cette partie qui, bien souvent, lui déplaît beaucoup. Ainsi, comme le faisait remarquer Carl Rogers, il est nécessaire de s'accepter tel que l'on est pour effectuer tout changement (6).

Origines des états du moi

On sait que les états du moi peuvent se développer de trois façons :
- par différenciation normale adaptative ;
- à la suite d'un ou de plusieurs traumatismes ;
- par l'introjection de personnes significatives.

Si je vais surtout m'intéresser à la façon dont ces parties apparaissent et, donc, à la première séance de thérapie concernant l'état du moi, c'est pour partager avec vous l'intérêt de découvrir l'origine des états du moi et d'observer ainsi toute la créativité adaptative du fonctionnement psychique. Je vais donc vous présenter deux exemples cliniques illustrant un cas d'introjection et un cas de traumatisme.

Le cas de Baptiste : un cas d'introjection

Baptiste a trente-huit ans. Il est professeur de tennis. C'est un homme très à l'aise, bien dans sa peau, sociable et joyeux. Il a trois enfants. C'est la première fois qu'il fait une psychothérapie qui se déroulera sur dix séances, réparties sur six mois.

Il souffre de trouble panique et rapporte qu'il fait une à trois crises d'angoisse, par semaine, qui se déclenchent sans motif particulier. Il signale qu'il a toujours ressenti des sensations physiques désagréables : difficultés à déglutir, fréquentes envies d'uriner, sensations d'étouffement, douleurs physiques fugaces, qu'il décrit de façon très détaillée. Il mentionne également des troubles du sommeil, des difficultés d'endormissement et des réveils nocturnes fréquents, en précisant qu'il n'a jamais très bien dormi.

Renforcement et stabilisation

Les séances consacrées à la stabilisation et au traitement des traumatismes lui permettent de se sentir mieux. Les crises d'angoisse disparaissent. Le fait de renforcer le patient avec l'hypnose, puis d'aborder les traumatismes avant les crises d'angoisse l'aide à se libérer de couches d'angoisse anciennes sur lesquelles il s'est construit. Plus tard, cela permettra de traiter plus facilement et plus efficacement le trouble actuel dont il souffre. Cependant, malgré le travail effectué, Baptiste ne dort pas mieux et, à chaque début de séance, continue, inlassablement, de décrire, avec un grand plaisir et une extrême minutie, toutes les sensations physiques inquiétantes ressenties entre les séances : gêne dans la gorge, petites douleurs diffuses… Je pense alors qu'une partie de Baptiste a toujours peur.

L'état du moi : origine et traitement

Lors de la septième séance, en hypnose profonde, je lui demande si une partie de lui est responsable des gênes physiques qu'il rapporte inlassablement. Entre alors en scène « Vigilance » qui est cette partie de Baptiste, responsable de ces ressentis désagréables. Celle-ci se montre autoritaire et décidée. Il me dit qu'il y a très longtemps qu'elle est apparue. Elle est là pour le protéger des maladies et de la mort en guettant sans cesse toutes les sensations physiques ressenties, tel un petit soldat assurant des rondes pour surveiller la forteresse et faisant régulièrement son rapport.

Grâce à un pont d'affect à partir d'une situation désagréable récente, « Vigilance » remonte à la source de ses peurs. Elle me dit : « Je vois un bébé. Je ne sais pas si c'est moi ou mon frère… Le bébé est dans un lit et il pleure. Mon frère aîné est décédé quand il avait sept mois de la mort subite, chez sa nourrice. Cela a été très dur pour mes parents… Ils étaient toujours inquiets pour moi. Ils avaient peur que j'arrête de respirer. Quand je dormais, ils me réveillaient, régulièrement, pour me surveiller ».

Au cours du traitement des traumatismes, j'avais déjà travaillé cet événement concernant son frère aîné en m'adressant à la personne entière. Mais, la gêne a persisté car elle est restée bloquée dans une partie de la personne, appelée « Vigilance ».

C'est donc l'introjection des parents anxieux qui a favorisé la naissance de cette partie qui continue de vérifier si Baptiste va bien, s'il n'est pas malade et s'il respire encore. Elle est constamment en alerte et à l'écoute des sensations physiques qu'il ressent. Elle va même jusqu'à le réveiller en pleine nuit pour s'assurer qu'il va bien. Il est important de remarquer, ici, que l'intention de l'état du moi est positive car il s'intéresse au bien-être et à la sécurité du patient.

Je négocie avec « Vigilance » en lui expliquant que Baptiste est en bonne santé et qu'il n'a plus besoin de cette surveillance accrue car cela le rend très anxieux. Je lui demande alors de continuer à l'aider en le laissant tranquille, en lui apprenant à se détendre et à être plus calme en collaborant avec une partie ressource, appelée « Calme », qui a récemment appris à se relaxer. L'attribution d'un nouveau rôle à la partie permet à celle-ci de continuer à se sentir utile pour le patient.

Dès lors que nous traitons l'état du moi, la thérapie avance très rapidement. Le patient me rapporte une nette amélioration. Les gênes physiques diminuent jusqu'à disparaître complètement et le sommeil s'améliore. « Vigilance » décidera de changer de nom et de s'appeler « Confiance ». J'ai pris des nouvelles de Baptiste. Il va bien, ne fait plus de crise d'angoisse et ne ressent plus de symptômes physiques désagréables. Quand il se sent stressé, il utilise les techniques d'auto-apaisement apprises.

Le cas de Sophie : un cas de traumatisme

Sophie est une jolie femme de quarante-sept ans. Elle est très souriante, toute menue et paraît un peu timide. Elle semble fragile. Elle est toujours à l'heure et ne rate aucun rendez-vous. Elle a deux enfants et est dirigeante d'entreprise. Elle a déjà effectué deux psychothérapies verbales pour ses troubles anxieux. La première a duré trois mois et la seconde, six. Je l'ai suivi pendant un an et demi (vingt-six séances).

Sophie souffre d'agoraphobie et, depuis longtemps, de claustrophobie. Elle a pu gérer cela jusqu'à que ce que la peur contamine diverses situations, il y a trois ans, à la suite d'un IRM qui a provoqué une forte attaque de panique. Aujourd'hui, elle dit qu'elle ne peut plus aller au cinéma, faire de longs trajets en voiture, prendre les transports en commun, aller chez le dentiste ni passer des examens médicaux…

Renforcement et stabilisation

Les séances consacrées à la stabilisation et au traitement des traumatismes permettent à la patiente de se sentir mieux. Elle rapporte qu'elle se sent moins nerveuse, qu'elle ressent « moins de coups de blues » et qu'elle dort mieux. Elle parvient à passer une radiographie du bras.

L'état du moi : origine et traitement

Dans le cas de Sophie, l'état du moi se manifeste, lors de la sixième séance, quand elle évoque un rendez-vous chez le dentiste qui s'est mal passé. Comme elle doit y retourner, je décide de faire une pause dans le travail de fond et de traiter cette gêne. Pour remonter à la première situation anxiogène, j'utilise la technique du pont d'affect à partir de la situation désagréable chez le dentiste. Sophie se fait faire un détartrage. Elle se visualise installée dans le fauteuil, la tête légèrement renversée en arrière et la buse d'aspiration de la salive dans la bouche. Elle entend les bruits des divers instruments. Elle a très peur, décrit une accélération du rythme cardiaque et une sensation d'étouffement. La croyance négative est : « Je suis en danger ». J'observe Sophie qui tente de se concentrer sur l'événement, grimace et qui, finalement, me dit rapidement : « Je ne peux pas. Une partie de moi ne veut pas y aller ».

Je fais alors connaissance avec cette partie « qui ne veut pas y aller » et qui s'appelle « Samantha ». Elle est apparue pendant l'enfance de Sophie, mais ne sait pas trop exactement à quel âge. Elle souhaite que la patiente reste en vie en la protégeant de situations qui pourraient la mettre en danger. « Samantha » se montre très anxieuse et très agitée. Je lui demande de m'indiquer l'événement anxiogène le plus ancien. Elle me raconte que Sophie est partie en colonie de vacances quand elle avait neuf ans et qu'un après-midi, le groupe a fait une sortie de spéléologie dans une grotte. À un moment, le groupe est resté coincé dans un tunnel très étroit. Sophie a eu très peur d'étouffer et de ne plus pouvoir sortir.

Nous travaillons avec l'EFT et les stimulations alternatives hypnotiques® afin de faire baisser le Sud's qui est à 9. La croyance négative est : « Je vais mourir ».

« Samantha » se sent très mal à l'aise pendant la phase de désensibilisation. Elle a peur, me dit qu'elle manque d'air et qu'elle a la sensation d'étouffer. La séance est éprouvante. J'accompagne ainsi « Samantha » vers la sortie. Je note le vocabulaire employé et répété plusieurs fois par la patiente : « Je sors », « Je m'extrais », « Ça se dégage », « Je vois la sortie », « Je réussis à sortir ». L'événement traumatique à l'origine de l'apparition de l'état du moi était resté coincé dans l'esprit de Sophie comme un cliché figé et n'était pas du tout associé au fait qu'elle était finalement sortie du tunnel et qu'elle avait survécu. La croyance positive qu'elle souhaite d'ailleurs installer à la fin de la désensibilisation est : « J'ai survécu ».

Lors de la séance suivante, la patiente rapporte ressentir un grand bien-être et un apaisement intérieur profond.

Grâce à ces trois séances consacrées à la thérapie des états du moi et à un travail consistant à l'encourager à affronter ses peurs, Sophie peut, progressivement, passer une mammographie, retourner chez le dentiste et recommencer à aller au cinéma, au théâtre… en se sentant à l'aise.

Aujourd'hui, un an après la fin de sa thérapie, elle va bien et m'a dit qu'elle a pris l'avion pour partir en vacances.

Conclusion

Le protocole recommandé par Varma (7), qui intègre, entre autres, la thérapie des états du moi, l'hypnose et des techniques de la psychologie de l'énergie, se révèle très efficace dans le traitement des troubles anxieux. Après le renforcement du moi, traiter les traumatismes anciens aide à libérer le patient de couches d'angoisse profondes, ce qui, par la suite, permettra de traiter plus facilement et plus efficacement le trouble anxieux. L'hypnose permet au patient d'apprendre à se détendre et favorise ainsi l'apaisement et l'arrêt progressif des déclenchements intempestifs de l'amygdale. À travers les suggestions thérapeutiques et la visualisation de situations positives futures, l'hypnose aide également le patient à mettre en place de nouveaux circuits neuronaux et ainsi à « créer le réel » (8).

Références :

1. *Santé publique*, 2005/4, Vol 1, Editeur S.F.S.P.
2. American Psychiatric Association, *Mini DSM-5 Critères Diagnostiques,* Elsevier : Masson, 2015.
3. Christophe André, *Psychologie de la peur.* Paris : Odile Jacob, 2005.
4. SERVAN-SCHREIBER D., Le Cerveau émotionnel, Guérir autrement, David– Partie 1, https://www.youtube.com/watch?v=lssl_01wOE0
5. PHILLIPS M., FREDERICK C., *Healing the Divided Self : Clinical and Ericksonian Hypnotherapy for Dissociative and Post-Traumatic Conditions.* New York: W.W. Norton, 1995. Tr. fr. *Psychothérapie des états dissociatifs – Traitement du moi divisé.* Bruxelles : Satas, 2002.
6. ROGERS C.R., *Le développement de la personne*. Paris : Dunod, 1968.
7. VARMA D., *Hypnothérapie, une approche intégrative. Paris :* L'Harmattan, 2016.
8. MELCHIOR T., *Créer le réel*. Paris : Couleurpsy Seuil, 1998.

LISTE DES INTERVENANTS

Élodie BOMBASSARO
Hypnothérapeute libérale et
infirmière en psychiatrie adulte
Argenteuil (95)

Faïza CARNET
Hypnothérapeute, Les Sables d'Olonne (85)

Christine CLAR GLEN
Hypnothérapeute et formatrice
Couilly Pont-aux-Dames (77)

Malinka DAUVERNÉ
Psychologue clinicienne, hypnothérapeute et formatrice
Paris (75)

Anne DEVAI
psychologue clinicienne et hypnothérapeute
Meaux (77)

Jean-Marc JESEL
Hypnothérapeute, Paris (75)

Djayabala VARMA
psychologue clinicien, psychothérapeute (ARS) et
formateur, Malakoff (92)

Tous les intervenants sont membres de l'Association
Européenne des Praticiens d'Hypnose (A.E.P.H.)
site : www.aep-hypnose.com - e-mail : contact@aeph.eu

TABLE DES MATIÈRES

Structures éditoriales du groupe L'Harmattan

L'Harmattan Italie
Via degli Artisti, 15
10124 Torino
harmattan.italia@gmail.com

L'Harmattan Hongrie
Kossuth l. u. 14-16.
1053 Budapest
harmattan@harmattan.hu

L'Harmattan Sénégal
10 VDN en face Mermoz
BP 45034 Dakar-Fann
senharmattan@gmail.com

L'Harmattan Cameroun
TSINGA/FECAFOOT
BP 11486 Yaoundé
inkoukam@gmail.com

L'Harmattan Burkina Faso
Achille Somé – tengnule@hotmail.fr

L'Harmattan Guinée
Almamya, rue KA 028 OKB Agency
BP 3470 Conakry
harmattanguinee@yahoo.fr

L'Harmattan RDC
185, avenue Nyangwe
Commune de Lingwala – Kinshasa
matangilamusadila@yahoo.fr

L'Harmattan Congo
67, boulevard Denis-Sassou-N'Guesso
BP 2874 Brazzaville
harmattan.congo@yahoo.fr

L'Harmattan Mali
Sirakoro-Meguetana V31
Bamako
syllaka@yahoo.fr

L'Harmattan Togo
Djidjole – Lomé
Maison Amela
face EPP BATOME
ddamela@aol.com

L'Harmattan Côte d'Ivoire
Résidence Karl – Cité des Arts
Abidjan-Cocody
03 BP 1588 Abidjan
espace_harmattan.ci@hotmail.fr

L'Harmattan Algérie
22, rue Moulay-Mohamed
31000 Oran
info2@harmattan-algerie.com

L'Harmattan Maroc
5, rue Ferrane-Kouicha, Talaâ-Elkbira
Chrableyine, Fès-Médine
30000 Fès
harmattan.maroc@gmail.com

Nos librairies en France

Librairie internationale
16, rue des Écoles – 75005 Paris
librairie.internationale@harmattan.fr
01 40 46 79 11
www.librairieharmattan.com

Librairie l'Espace Harmattan
21 bis, rue des Écoles – 75005 Paris
librairie.espace@harmattan.fr
01 43 29 49 42

Lib. sciences humaines & histoire
21, rue des Écoles – 75005 Paris
librairie.sh@harmattan.fr
01 46 34 13 71
www.librairieharmattansh.com

Lib. Méditerranée & Moyen-Orient
7, rue des Carmes – 75005 Paris
librairie.mediterranee@harmattan.fr
01 43 29 71 15

Librairie Le Lucernaire
53, rue Notre-Dame-des-Champs – 75006 Paris
librairie@lucernaire.fr
01 42 22 67 13

www.ingramcontent.com/pod-product-compliance
Lightning Source LLC
LaVergne TN
LVHW051359061026
849535LV00009B/3260

* 9 7 8 2 3 4 3 1 9 8 7 1 2 *